RELATION HISTORIQUE

DE LA

MÉNINGITE CÉRÉBRO-SPINALE

QUI A RÉGNÉ ÉPIDÉMIQUEMENT

A AIGUES-MORTES,

Du 29 décembre 1841 au 4 mars 1842.

CHAPITRE Ier.

TOPOGRAPHIE ET CONSIDÉRATIONS GÉNÉRALES.

Avant la description de la maladie destinée à être le sujet de ce mémoire, un court exposé topographique et statistique de la localité, ainsi qu'un aperçu sur les maladies qui s'y observent habituellement, m'a paru nécessaire, afin de mieux faire apprécier au lecteur les causes probables qui ont pu contribuer au développement de l'épidémie (1).

---

(1) Une carte m'ayant également paru nécessaire, le talent et l'obligeance de M. Roux, Garde-de-génie de notre ville, y ont pourvu.

La ville d'Aigues–Mortes , située dans le départe-
tement du Gard, à six lieues environ de Nîmes, et à
la même distance de Montpellier, s'élève non loin de
la mer, au milieu de hautes murailles qui l'entourent
de tous côtés, et dont la construction remonte au
XIIIᵉ siècle.

Son territoire sablonneux est ingrat et stérile.
Les 4/5 de sa population, dont les 3/4 sont journa-
liers et le reste pêcheurs, vivent plus ou moins au
jour le jour, les uns, du produit des journées qu'ils
retirent des salines de Peccais, et les autres, de celui
de leur pêche.

Les inondations du Rhône ayant aboli, pendant
deux années consécutives, les usines de Peccais et
emporté les engins des pêcheurs, ces deux classes
ont été réduites à la dernière misère (1).

La superficie de l'intérieur de la ville est d'un peu
moins de seize hectares. Par sa situation topographique, elle a l'aspect, au premier abord, d'une
presqu'île semée de canaux ou cernée par des
étangs.

Indépendamment de ces nombreux réservoirs,
naturels ou artificiels, une foule d'énormes fossés

_____

(1) Malgré les détracteurs de notre ville, sa population,
qui, en 1825, atteignait à peine le chiffre de 2,700 habitans,
s'est élevée progressivement, d'après le dernier recensement
de 1840, à celui de 3,400, par la supériorité annuelle des
naissances sur les mortalités.

d'enceinte et de bas-fonds sillonnent encore une grande partie de son territoire.

Toutes ces surfaces aqueuses remplissent l'atmosphère de vapeurs, dont la condensation forme des brouillards qui sont nuisibles, surtout en été. Les excessives chaleurs de cette saison, en desséchant plus ou moins la plupart des réservoirs dont j'ai parlé, livrent à l'action du soleil des masses de limon remplies de toute espèce de végétaux et d'animaux aquatiques, dont la putréfaction sature l'air, au lever et au coucher du soleil, de miasmes que la grande humidité ambiante rend très-pernicieux à l'économie.

Ces causes, inhérentes à la localité, donnent annuellement lieu, pendant l'été, au développement de fièvres intermittentes quotidiennes, tierces, double-tierces, rémittentes ou typhoïdes, qui cessent au commencement de l'automne, laissant après elles les fièvres insidieuses, suivies de fièvres quartes, souvent rebelles aux traitemens les plus rationnels.

L'expérience acquise par vingt années d'exercice dans cette commune, m'a appris que les hivers et les printemps pluvieux laissent après eux les germes de toutes les pyrexies qui affligent la population de cette ville, et plus particulièrement sa garnison, qui reçoit plus facilement l'influence d'un climat auquel elle est étrangère. Les inondations du Rhône de 1840 et de 1841 ont confirmé ces observations.

En effet, en 1840, depuis le 5 novembre jus-

qu'aux mois d'avril et de mai 1841 , tout le territoire d'Aigues-Mortes fut submergé à plusieurs reprises. Les eaux du Rhône, en creusant par leurs
courans de nouveaux abymes , et remplissant beaucoup de bas-fonds, depuis long-temps desséchés ;
ont ajouté, à des foyers déjà existans , de nouveaux
foyers , dont les effets n'ont pas manqué de se faire
sentir sur toute la population. Aucun habitant ne
s'est rappelé une pareille épidémie ; ni âge, ni sexe,
ni profession, ni fortune n'ont été respectés.

Les types sous lesquels j'ai observé les pyrexies
de cette épidémie, ont été, à peu de chose près ,
comme les années précédentes , le quotidien et le
plus souvent le tierce. Mais en automne , les fièvres
insidieuses , cholériques , céphalalgiques , épilepti-
formes , cérébrales , cardialgiques , etc., ont été
beaucoup plus communes que les années précédentes.

Les moyens que nous avons opposés aux diverses
pyrexies qui suivirent les inondations de 1840 , ont
été tour à tour puisés dans la classe des antiphlogistiques généraux ou locaux , dans celle des éva-
cuans, mais avec beaucoup de réserve , dans les
émétiques légèrement opiacés , enfin dans les antipériodiques sous toutes les formes et selon l'occurrence.

Mais, à peine nos malheureux habitans commen-
çaient-ils à se remettre des fièvres et des nombreuses
récidives dont ils avaient été affligés, que, le 25
octobre 1841 , une nouvelle inondation est venue

leur rappeler tout ce qu'ils avaient eu à souffrir
l'année précédente, et tout ce qu'ils avaient à redouter de nouveau en face de l'hiver qui s'approchait.

Malgré cette nouvelle calamité et celle de la priva-
tion de tout travail, la douceur de la température et
quelques légères ressources que la classe ouvrière
s'était ménagées, lui faisaient supporter ce nouveau
désastre avec courage. Elle espérait qu'il ne serait pas
d'une aussi longue durée que celui de l'année précédente. Cruelle déception ! l'inondation se renouvela
à plusieurs reprises, presque avec la même violence
que la première fois, et la neige, précurseur des
froids rigoureux que nous devions supporter, commença à tomber en grande abondance vers le 25 décembre. Le thermomètre descendit presque subite-
ment à 5 degr. sous zéro. Toutes les surfaces aqueuses
qui nous entouraient se gelèrent, et les vents du
nord, passant avec impétuosité sur ces plaines de
glace recouvertes d'une couche de neige, rendaient le
froid insupportable.

C'est de cette époque que datent toutes les souffrances de notre population. Ses petites provisions
étaient déjà épuisées, et le manque de tout travail, par l'effet du froid et des glaces, l'aurait
même privée du pain quotidien, sans la sollicitude éclairée de M. le Préfet, et les ressources que
mirent à sa disposition le Gouvernement et la bienfaisance publique. Malgré la précieuse possession de la
nourriture journalière, l'insuffisance des vêtemens,

des couvertures , et surtout celle du bois de chauffage , livrait la classe malheureuse à la merci de
cette cruelle intempérie. Outre les privations déjà
énumérées, la presque généralité des indigens , ainsi
que la plupart des travailleurs , se trouvaient entassés
dans de petits réduits du rez-de-chaussée, dont le
plus grand nombre étaient submergés par l'exhaus-
sement ou les filtrations des eaux pluviales ; car
les égouts avaient été fermés, afin d'éviter l'introduction des eaux du Rhône qui cernaient la ville.
La grande baisse du thermomètre, la conservation
insolite de la neige sur les surfaces aqueuses glacées,
et l'impétuosité des vents du nord, donnaient au
froid qu'on éprouvait, un caractère pénétrant tout
particulier.

Dès le commencement de l'hiver, toutes les classes
éprouvèrent les prodromes de l'épidémie : les uns
ressentaient aux pieds un froid insolite, dont les
chaussures les mieux combinées ne pouvaient les
garantir ; les autres , des éblouissemens ou des tour-
noiemens de tête ; et la généralité, des céphalalgies,
dont l'intensité provoquait, chez un grand nombre,
des vomissemens ou de fréquentes indigestions. C'est
sous de telles influences et à la suite de ces prodromes, que , vers la fin du mois de décembre dernier, l'épidémie éclata.

CHAPITRE II.

OBSERVATIONS ET AUTOPSIES.

1re, 2e et 3e Observations.

*Méningites légères, laissant après elles un froid glacial
de la tête.*

Aux premiers jours de janvier, M. le lieutenant
des douanes Canet, ainsi que les dames Durand
et Berger, tous trois âgés de 30 à 35 ans et jouissant d'une très-bonne santé, sortent dans la matinée,
les deux premiers, pour vaquer à leurs affaires ; la
troisième va à son jardin, légèrement vêtue, pour
se livrer aux soins de son ménage. Tous les trois
sont forcés de rentrer promptement chez eux, en se
plaignant d'une céphalalgie atroce, qui avait succédé à un froid glacial des pieds et du vertex.

Arrivé successivement auprès d'eux, je les trouvai
dans un état de torpeur ; ils avaient la figure très-
rouge, le pouls plein, les idées légèrement confuses.

Une saignée pratiquée chez tous les trois, les soulagea très-promptement.

Quoique leur rétablissement eût été assez rapide,
les deux premiers ressentirent, pendant long-temps,
à la tête un froid glacial, dont les coiffures les
mieux appropriées ne pouvaient les garantir.

Indépendamment de cette sensation éminemment
incommode, ils conservèrent une sur-excitation
spasmodique qui résista long-temps aux moyens
que j'employai pour la combattre, à cause de la
crainte continuelle d'une récidive.

4e, 5e ET 6e OBSERVATIONS.

Méningites ordinaires.

Le 8 janvier, le fils Bellet-de-Périer, âgé de
9 ans et jouissant d'une très-bonne santé, suivit
son père, par un temps très-rigoureux, à un enter-
rement auquel celui-ci assistait.

De retour chez lui, il fut saisi d'un grand froid,
auquel succédèrent la céphalalgie et les vomissemens. Arrivé près de lui, je le trouvai couché en
supination ; la face rouge, les yeux injectés, les
pupilles resserrées ; la langue blanche, molle, un
peu jaunâtre ; le pouls plein, fort et précipité. Le
ventre était souple ; les urines coulaient sans diffi-
culté ; il n'en était pas de même pour les selles. Le
malade était vivement tourmenté par la soif ; mais
la crainte des vomissemens qui avaient lieu toutes
les fois qu'il voulait la satisfaire, la lui faisait en-
durer le plus qu'il pouvait. (*12 sangsues derrière
les oreilles ; potion de Rivière, légèrement opiacée ;
infusion de tilleul pour boisson ; 4 emplâtres rubéfians sur les extrémités pelviennes.*)

Avant la fin de la journée, l'état du malade s'était aggravé; il avait un violent délire qui nécessitait sans cesse la présence d'une personne, pour l'empêcher de tomber de son lit, pendant les mouvemens désordonnés auxquels il se livrait continuellement. Deux vésicatoires furent appliqués aux bras. La nuit ne fut pas meilleure que la veille. Une nouvelle application de sangsues autour du cou et l'usage du calomel à petites doses rapprochées, furent ajoutés aux moyens déjà prescrits. Dans la soirée, le malade poussa quelques selles, sans aucune amélioration apparente dans son état. La nuit fut, comme les autres, très-orageuse. A ma visite du matin, le malade était légèrement assoupi, et avait les pupilles dilatées. Un vésicatoire fut appliqué à la nuque, et l'usage du calomel réitéré. La journée fut moins agitée et la nuit plus calme. Le lendemain matin, quatrième jour de l'invasion, le malade avait repris sa connaissance. Le même jour, une éruption de gros boutons, séreux d'abord et purulens par la suite, se manifesta autour de sa bouche (1).

Dès la cessation du délire, l'état du malade s'améliora sensiblement d'un jour à l'autre; la fièvre

---

(1) Cet exanthème, que nous n'avons que très-rarement observé chez les adultes, était assez généralement d'un bon augure chez les enfans; son apparition avait lieu ordinairement du 4e au 5e jour.

cessa tout-à-fait vers le dixième jour, et le rétablissement ne se fit pas attendre, malgré la dilatation pupillaire, qui persista long-temps encore après la guérison.

Le fils de M. le Commissaire de police, âgé de 10 ans, ainsi que sa demoiselle, âgée de 12, ont été atteints de méningite, en même temps que le jeune Bellet.

L'invasion, la marche et les symptômes de leur maladie, ayant eu le même caractère que ceux du sujet précédent, l'usage du même traitement en a triomphé.

7e ET 8e OBSERVATIONS.

Méningites foudroyantes dès leur première période.
Autopsie.

Le 1er janvier, un jeune pêcheur, nommé Michel Poncet, âgé de 17 ans, d'une bonne constitution, eut le malheur, en rentrant chez lui dans la soirée, de se laisser choir de sa nacelle dans l'eau. A peine était-il arrivé dans sa cabane, qu'il fut saisi d'un froid glacial, qui le força de se coucher. La chaleur qui ne succéda au froid que vers minuit, amena la céphalalgie avec le délire, et des mouvemens tétaniques. Arrivé auprès du malade, le 2, à 4 heures du matin, je lui trouvai la face rouge, le regard enflammé, le pouls plein, la fièvre forte, la respiration saccadée ; il faisait sans cesse des efforts inouïs pour quitter son lit. Une saignée fut immédiatement pratiquée et suivie de l'application de 40 sangsues autour du cou, et de celle des rubéfians aux extrémités inférieures. A midi, le malade avait cessé d'exister.

Le fils Noille, âgé de 15 ans, en se retirant de son travail, le 22 janvier au soir, se trouva indisposé, soupa légèrement et se coucha. La nuit fut agitée, et, le lendemain matin, il se plaignit de céphalalgie, eut des vomissemens abondans de matières jaunâtres d'abord et porracées vers la fin, et perdit connaissance. Il fut porté à midi à l'hospice, dans l'état ci-après : couché en supination, il était froid, avait la face amaigrie, les traits tirés, les yeux caves, les lèvres bleues. Il éprouvait des angoisses et poussait des soupirs; son pouls était petit, profond, concentré, parfois tout-à-fait suspendu ; la langue molle et jaunâtre ; le ventre souple. (*Rubéfians sur toutes les extrémités; tartre stibié à haute dose dans une infusion de fleurs d'arnica.*)

Le malade resta dans cet état, toute l'après-dînée. Mais, vers les 6 heures du soir, son pouls devint plus sensible; la face se colora progressivement jusqu'au rouge-cerise; les yeux, fortement injectés, devinrent proéminens et roulaient sans cesse dans leurs orbites ; les dents étaient fortement serrées, les

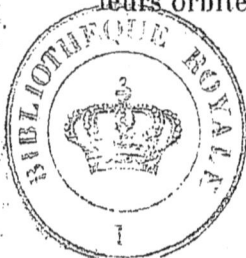

lèvres et la bouche couvertes d'une écume blanche ;
le malade poussait des soupirs , se tordait sans cesse,
et nécessitait la présence de plusieurs individus pour
le maintenir en place. Dès ce moment il ne nous
fut plus possible de rien opposer à cet état désespéré, qui ne cessa qu'avec la vie , le lendemain
à midi, 24 heures après son admission à l'hospice.

Voici les résultats de son autopsie , que j'ai
pratiquée , le lendemain , 24 heures après son
décès (1).

Le cadavre, dépouillé de ses vêtemens , avait
l'habitude extérieure et principalement les tégumens
de la partie antérieure de l'abdomen, parsemés de
larges ecchymoses. A l'ouverture du crâne, la dure-
mère était fortement distendue , dans sa partie antérieure et supérieure, par un épanchement considérable d'un sang noir, fluide et caillebotté , que j'ai
trouvé dans la cavité de l'arachnoïde, et qui peut

---

(1) Les quatre autopsies que nous rapportons , ont été
pratiquées toutes à l'hospice, en présence tour à tour de l'au-
torité civile et judiciaire, de plusieurs docteurs de la localité
ou des environs, et toujours avec l'aide de M. Barailhe, chirurgien de la Maison. Je saisis avec plaisir cette occasion
d'offrir mes remercîmens à ce jeune officier de santé, dont le
zèle et l'empressement infatigables pendant l'épidémie, m'ont
été d'un grand secours, non-seulement dans l'intérêt des
épidémiques de la ville, mais surtout en me suppléant auprès de ceux de la banlieue, chez lesquels le grand nombre
des malades de l'intérieur m'empêchait de me rendre.

être évalué au poids de 2 onces. Les sinus de la
dure-mère étaient également gorgés du même liquide ;
les anfractuosités de la substance corticale très-
injectées ; la substance médullaire saine ; les ventricules vides ; le cervelet dans son état normal.

Après avoir enlevé le cerveau, j'ai constaté à la
base du crâne, la présence d'une petite quantité de
sang ; en plaçant la tête du cadavre dans une position déclive, il est sorti du canal rachidien une
quantité de sang aussi considérable et de la même
nature.

L'exploration de la tête terminée, j'ai procédé
à l'examen de la poitrine. Les poumons, quoique
sains, étaient légèrement injectés dans leur partie
postérieure. La cavité gauche du thorax contenait
une assez grande quantité de sérosité sanguinolente.
Le cœur, gorgé de sang, nageait dans environ
3 onces de sérosité contenue dans le péricarde. Les
viscères abdominaux et pelviens furent explorés
à leur tour, sans qu'on y trouvât aucune altération appréciable.

9e, 10e ET 11e OBSERVATIONS.

*Méningites mortelles dans la seconde période, suivies
d'autopsies.*

Fageon (Pierre), travailleur, âgé de 46 ans,
s'étant trouvé indisposé le 23 janvier, demanda et
obtint, à cause de son grand dévouement, à être

admis à l'hospice, où il fut reçu le 24, à 4 heures du soir.

A peine fut-il couché, qu'un froid glacial s'empara de toute son économie. Tout fut mis en usage pour réchauffer ce malheureux : couvertures en grand nombre, linges chauds sur toutes les parties du corps, infusions théiformes aromatisées. Il avait, comme le jeune Noille, le pouls petit et concentré, la face grippée, les yeux caves, entourés de teintes livides ; une soif ardente, des vomissemens continuels de matières d'apparence bilieuse ; la langue molle et jaunâtre. Cet état dura jusqu'à minuit. Alors la réaction commença par le retour de la chaleur, la coloration de la face, l'injection des yeux, l'accélération du pouls, les contractions de la face, les mouvemens désordonnés de tous les membres, accompagnés d'un délire furieux, qui nécessita l'emploi du gilet de force. Tout fut mis en usage comme chez le précédent malade : antiphlogistiques généraux et locaux, rubéfians, dérivatifs internes et externes.

Néanmoins la maladie conserva toujours la même violence ; Fageon succomba le 27, quatrième jour de l'invasion, dans un état léthargique, sans avoir recouvré un instant sa raison. Dans ses derniers momens, il avait les yeux chassieux et suait très-abondamment. Il a été autopsié le 28, 36 heures après son décès.

Résultats de l'autopsie.

Abdomen. Habitude extérieure normale ; foie volumineux, injecté, vésicule biliaire très-pleine ; à la
partie antérieure et moyenne du foie, développement
d'un kyste ancien, contenant de la sérosité jaunâtre ;
estomac et reste du tube digestif à l'état normal,
ainsi que tous les autres organes de la cavité ab-
dominale.

Thorax. Les poumons ont une forte hépatisation
rouge à leur partie postérieure, notamment le droit ;
cœur nageant dans environ deux onces de sérosité
jaunâtre contenue dans le péricarde ; ventricule
gauche hypertrophié, contenant un petit caillot de
sang noir ; chacune des cavités est exactement
remplie par un caillot couenneux, consistant et de
couleur jaune.

Tête. Méninges injectées ; environ deux cuillerées
de sang noir épanché dans la partie postérieure de
la cavité du crâne ; sinus gorgés de sang noir caillebotté ; substance cérébrale ferme ; vaisseaux sanguins fortement injectés ; les sections lamellaires
faites dans ces substances laissent apercevoir un sablé
de sang abondant ; les ventricules renferment une
petite quantité de sérosité sanguinolente ; quelques
flocons purulens ont été observés, nageant dans de
la sérosité de la même nature que celle des ventricules, constatée également à la base du crâne.

Le 30 décembre dernier, le nommé Bruguier (Clément), âgé de 36 ans, d'un tempérament sanguin et vigoureux, voulant retirer un tonneau qui était au bord du canal, fut obligé d'entrer dans l'eau, les jambes nues jusqu'au-dessous du genou. Quelques minutes suffirent à cet ouvrage. Mais à peine Bruguier avait-il touché terre, qu'il se plaignit d'une violente céphalalgie dont il venait d'être saisi, et tomba au bord du canal sans connaissance.

Transporté dans une cabane voisine et placé dans un lit, il fut saisi au milieu de la nuit d'un délire furieux, qui exigeait sans cesse la présence de plusieurs personnes pour le contenir. Le 31, on le transporta à l'hospice où il fut mis au gilet de force. Je l'ai trouvé à ma visite dans un état comateux, la figure enflammée, les yeux fermés et proéminens, les dents serrées, le pouls plein, fort et précipité. (*Antiphlogistiques; rubéfians; dérivatifs; applications réfrigérantes sur la tête préalablement rasée.*)

Tous mes efforts furent inutiles : le malade mourut le 3 janvier, dans des sueurs abondantes.

Gros (Guillaume), charpentier, âgé de 48 ans, faisant partie du petit nombre de ceux qui n'ont pas eu les fièvres l'année dernière, après avoir travaillé un peu dans la matinée du 24 sur le port, rentra chez lui, dîna à midi, et ne ressortit plus. Dans l'après-midi, il se plaignit de quelques frissons et rendit son dîner.

Appelé près de lui à 6 heures du soir, je le trouvai ayant la fièvre, des envies de vomir, la face rouge, la poitrine irritée, et se plaignant d'une forte céphalalgie, qui lui faisait redouter le bruit et la lumière. (20 *sangsues autour du cou ; vésicatoires aux bras ; potion de Rivière laudanisée, par cuillerées ; infusion de tilleul aromatisée et édulcorée pour boisson.*)

La nuit fut tellement orageuse, qu'à trois différentes reprises ma présence fut réclamée par sa famille.

Le malade parut le lendemain dans un état un peu moins alarmant, et recouvra même dans la matinée sa connaissance. Il se plaignait sans cesse d'une douleur dans la région cervicale postérieure, qui l'empêchait de faire le moindre mouvement et le forçait de garder toujours la même position. La journée du 25 fut rassurante ; mais, vers les 6 heures du soir, le malade devint inquiet et se livra à des mouvemens désordonnés. Les muscles de la face se contractaient convulsivement ; il était dans un délire continu ; il parlait et voulait se lever sans cesse. Toute la nuit se passa dans cet état d'agitation. On profitait de ses rares momens lucides, pour lui faire prendre ce qui avait été prescrit.

Le lendemain matin, tous ces symptômes sinistres cessèrent peu à peu, et firent place à un à état léthargique et à des sueurs abondantes, qui, comme chez les précédens malades, marquèrent le terme de la vie.

12ᵉ ET 13ᵉ OBSERVATIONS.

Méningites violentes, laissant après leur guérison des défaillances, ou la faiblesse de la vue.

Astier (dit Carosse), âgé de 35 ans, d'un tempérament sanguin et d'une constitution athlétique, rentra de son travail journalier, le 7 janvier, à 6 heures du soir, après avoir fait la route à pieds-nus, et se mit à table pour souper. A peine finissait-il son repas, qu'il ressentit des crampes très-violentes dans les orteils, accompagnées d'un léger froid. Elles se propagèrent très-rapidement en suivant les trajets nerveux jusqu'à la région hypogastrique. Au même moment, Astier éprouva une telle secousse, qu'il tomba sans connaissance. Porté dans son lit, le froid augmente, les vomissemens lui succèdent, et le délire commence.

Arrivé près de lui, je trouvai six hommes occupés à maîtriser ses mouvemens frénétiques. Il avait la face rouge-cerise et tuméfiée, les yeux sanguinolens faisant saillie hors des orbites, le pouls fort, plein et précipité. Tous ses membres s'agitaient sans cesse convulsivement ; mais les contractions effrayantes de la mâchoire inférieure, ainsi que celle des muscles de la face, inspiraient la terreur même à ses plus proches, dont la plupart prenaient la fuite. (40 *sangsues sous les apophyses mastoïdes ; rubéfians sur les extrémités inférieures.*)

A peine avait-on terminé l'exécution de ces pres-
criptions, que le calme se rétablit et le malade reprit
assez sa connaissance pour me dire que sa tête était
fortement engourdie. Le reste de la nuit se passa
assez tranquillement. Le lendemain matin, le pouls
conservant encore un peu de plénitude, la saignée
fut réitérée. Le 3e jour, le malade se trouva beaucoup mieux, et cinq jours plus tard il sortait dans
la rue.

Malgré son prompt rétablissement, il a conservé
pendant long-temps une grande faiblesse de la vue,
qui le forçait de rentrer chez lui avant la nuit.

Courtiol (Jacques) de Ferdier, travailleur, âgé de
40 ans, d'un tempérament bilioso-sanguin, après
avoir pris à son lever, le 9 janvier, un peu de café,
se rendit à la place : là, il causa quelques instans
avec ses amis, dans un lieu abrité et exposé au
soleil. Rentré chez lui peu de temps après, il fut
pris de fortes coliques, auxquelles succéda un froid
excessif de tout le corps. A peine eut-il le temps de
monter dans sa chambre pour se coucher, qu'il perdit
connaissance. Une saignée pratiquée sans retard,
rappela Courtiol à lui-même, et une application de
sangsues faite le lendemain autour du cou, compléta
sa guérison.

Malgré son prompt rétablissement, il a conservé
pendant long-temps, sans cesser de se livrer à ses

occupations, de fréquentes défaillances, accompagnées de mouvemens nerveux, surtout pendant la nuit : cette dernière circonstance lui faisait redouter le moment de se coucher.

14e, 15e, 16e ET 17e Observations.

Méningites mortelles dans leur troisième période.
Nécroscopie.

Charlet (Auguste), âgé de 14 ans, de retour de l'école, le 31 janvier, à 4 heures du soir, se plaint à sa mère de quelques frissons et d'un engourdissement de tous ses membres. Il s'approche du feu; mais, peu de temps après, il monte dans sa chambre pour s'y coucher tout habillé, en recommandant à sa mère de l'appeler à l'heure du souper. En effet, à l'heure du repas, elle monte pour le faire lever; Auguste s'y refuse. Elle lui propose alors de le déshabiller; il s'y refuse encore, en disant qu'il aurait froid. Une tasse de café avec un biscuit lui fut donnée à 9 heures du soir; le reste de la nuit se passa assez tranquillement. Vers 5 heures du matin, Auguste se réveilla en se plaignant d'une violente céphalalgie, ainsi que d'une douleur dans le cou, qui le forçait de garder toujours la même position. Sa mère, après lui avoir fait prendre une tasse d'infusion de tilleul, le dépouilla de ses vêtemens, et le fit transporter dans un autre lit. A peine cette opération était-elle terminée, qu'Auguste perdit connaissance.

Appelé près de lui, je le trouvai, comme les précédens malades, couché en supination. Le pouls
était fort et précipité, la face rouge, les yeux injectés, etc., etc. (*Dérivatifs internes ; antiphlogistiques locaux; rubéfians.*)

Vers 5 heures du soir, le malade fut pris de vomissemens jaunâtres très-abondans. La potion de
Rivière opiacée fut employée. La nuit fut mauvaise.
Le 3e jour le délire devint intense, et nécessita
l'usage de moyens coërcitifs pour tenir le malade fixé
dans son lit. Une nouvelle application de sangsues
derrière les oreilles fut ordonnée, ainsi que celle
d'un vésicatoire à chaque bras. Le malade passa
cette journée et la nuit suivante dans le même état.
Les selles étant tout-à-fait suspendues, le calomel
combiné au tartre stibié fut administré à doses réfractées. Malgré quelques évacuations et tous les
autres remèdes déjà prescrits, le malade tomba vers
la fin de la journée dans un état de stupeur. Il avait
la face rouge, la fièvre, ainsi que le délire continu,
parlait sans cesse, etc., prenait machinalement ce
qu'on lui offrait. On remarquait, en examinant les
yeux, le suintement d'une sérosité qui se concrétait bientôt après autour des cils, et rendait les
paupières chassieuses. L'application d'un large vésicatoire à la nuque, et la continuation des dérivatifs
internes furent prescrites sans plus de succès.

Du 6e au 7e jour, la sécrétion séreuse des paupières devint purulente, et coulait sur les joues,

principalement du côté de l'angle interne (1). Tous
nos efforts ne purent empêcher l'état du malade de
s'aggraver. Auguste succomba le 9e jour de sa maladie, avec tous les symptômes évidens d'une com-
pression cérébrale.

15e Obs. Je n'ai pu obtenir de pratiquer l'autopsie du corps de Charlet. Mais un jeune adolescent
du même âge, ayant eu une maladie dont le début,
la durée, la marche et la terminaison m'ont paru
les mêmes, d'après les renseignemens que j'ai re-
cueillis, voici les caractères que m'a présentés sa
nécroscopie :

Aspect extérieur : délabré, très-maigre. *Abdomen :* gastro-entérite chronique; ramollissement de
la courbure supérieure de l'estomac, et rupture antérieure à la mort; foie volumineux, légèrement
injecté ; le reste du système abdominal, normal;
le colon descendant contenait de distance en distance, en forme de chapelet, des matières fécales
très-endurcies ; la constipation, d'après ce qui
m'a été rapporté, avait été aussi très-opiniâtre chez

_____

(1) MM. les professeurs Lallemand et Franc, que nous
avons conduits auprès de ce malade, pendant leur philanthro-
pique apparition parmi nous, ont également constaté ce phénomène que nous avons très-souvent observé du 6e au 8e
jour, principalement chez les jeunes sujets atteints de méningite.

ce malade. *Thorax* : poumons congestionnés de sang, notamment à la partie postérieure ; leur partie antérieure offrait aux sections pratiquées dans leur substance , un état commençant de suppuration. On y a également remarqué quelques adhérences anciennes. *Cœur* : dans les cavités droites, du sang noir légèrement caillebotté ; cavités gauches à l'état normal. *Cerveau :* membranes très-consistantes et injectées ; l'arachnoïde très-lâche et amincie ; la substance cérébrale ramollie, sans sérosité ; dans les deux ventricules de l'hémisphère gauche, environ deux cuillerées de pus très-épais ; les hémisphères droits, ainsi que le cervelet, sains ; du pus de même nature que celui de l'hémisphère gauche enveloppait l'entre-croisement des nerfs optiques, qu'il accompagnait dans leur trajet vers les yeux; sous le cervelet , ainsi qu'au commencement de la moelle allongée, une grande quantité de pus.

16e Obs. Clotilde Aubanel, âgée de 5 ans , après 8 jours de traitement pour une méningite, était à la veille de sa convalescence , lorsque, par un écart de régime , la fièvre, les vomissemens , et surtout une céphalalgie intense qui lui arrachait des cris continuels, malgré son état de stupeur, reparurent, pour ne cesser , malgré tous mes efforts, qu'avec la vie, le 9 février, après un mois de souffrances. Cette enfant rendit , pendant son agonie , ainsi qu'après sa mort, beaucoup de pus par la bouche et par les fosses nasales.

17ᵉ Obs. La femme Bardon, âgée de 50 ans, a offert, en février, à mon observation, du 9ᵉ jour de sa maladie au 15ᵉ, qui fut celui de son décès, un écoulement purulent très-abondant de l'orbite gauche, ainsi qu'une hémiplégie, bien caractérisée, du même côté, sur lequel elle restait constamment couchée.

Je citerai, à cette occasion, une jeune personne âgée de 15 ans, qui a conservé, après son rétablissement, une très-forte dureté de l'ouïe; et une autre, âgé de 20 ans, qui a été privée de l'œil gauche.

Observations de méningites cérébro-spinales séreuses.

La méningite séreuse, malgré ses nombreux rapports avec la précédente, présente à l'observateur des nuances qui la distinguent bien évidemment de celle-ci.

18ᵉ ET 19ᵉ OBSERVATIONS.

Méningites séreuses foudroyantes.

Le 29 décembre dernier, à 3 heures de l'après-midi, je fus appelé auprès de la jeune Marie Bartholot, âgée de 10 ans, qui, la veille, était à l'école, jouissant d'une très-bonne santé. A mon arrivée, je la trouvai couchée en supination ; les yeux grandement ouverts, quoique sans connaissance ; les pupilles très-dilatées ; la figure d'une pâleur mortelle, parsemée de teintes bleuâtres ; le pouls concentré et imperceptible : elle éprouvait des angoises et poussait souvent des soupirs. On m'apprit que, dans la matinée, elle avait eu des vomissemens, qu'elle s'était plainte vers midi de céphalalgie, et avait perdu connaissance à 2 heures. (*Sangsues derrière les oreilles; rubéfians sur les extrémités inférieures; dérivatifs sur les extrémités supérieures et sur le cou.*)

Plus tard, un lavement stibié fut également administré, à cause de l'impossibilité de rien faire prendre à la malade par la bouche. Tout fut inutile, à 10 heures du soir Marie n'existait plus.

19ᵉ Obs. Le jeune Pélegrin, âgé de 7 ans, jouissant d'une très-bonne santé, après avoir passé toute la journée du 2 février à jouer avec ses camarades, rentre le soir et se met au coin du feu, en se plaignant à sa mère d'une crampe de la jambe gauche. L'heure du souper arrivée, il prend son repas, mais sans quitter la place où il s'était mis en rentrant. Malgré le repos qu'il avait déjà gardé, la crampe persistait toujours, et sa mère fut obligée de l'aider à monter l'escalier, pour arriver jusqu'à son lit et se coucher. Vers minuit, réveillée par le bruit de quelques paroles sans suite que le malade laissait échapper, elle s'empressa de se rendre auprès de lui et le trouva sans connaissance, ayant vomi tout ce qu'il avait pris la veille. On employa en vain, pendant le reste de la nuit et la moitié de la journée du lendemain, des moyens dictés plutôt par le zèle que par la science; ce n'est qu'à 3 heures de l'après-dîner que ma présence fut réclamée. Le malade, couché comme Marie, présentait exactement les mêmes symptômes, avec absence totale du pouls. Même prescription que chez Marie, sans plus de succès. A six heures du soir, Pélegrin rendait le dernier soupir sans effort ni agonie.

20ᵉ OBSERVATION.

Méningite séreuse mortelle, le troisième jour.

Gelly (Pierre), préposé des douanes, âgé de 45 ans, se leva le 21 février, à 4 heures du matin, dit à sa femme qu'il n'était pas bien, et se rendit à son poste, situé à la porte de la ville, où il resta en faction pendant 4 heures. De retour chez lui, il eut des frissons, s'empressa de se coucher, et se sentit très-altéré. A ma visite, je lui trouvai très-peu de fièvre; le pouls était presque normal. La face était décolorée; les yeux tendus; les pupilles très-dilatées. Il se plaignait de gastralgie et poussait souvent de soupirs. (20 *sangsues ; infusion aro-matisée pour boisson.*)

Dans l'après-dîner, le malade eut des vomissemens abondans. (*Potion de Rivière ; un vésicatoire à chaque bras.*)

Dans la nuit il perdit connaissance. Appelé auprès de lui, je le trouvai immobile, les yeux grande-ment ouverts, le pouls à peu près comme la veille. Il éprouvait des angoisses et poussait des soupirs. (*Tartre stibié à doses réfractées ; rubéfians.*)

Le malade prenait assez volontiers ce qu'on lui donnait, entendait même parfois lorsqu'on lui par-lait haut ; mais il ne pouvait pas se remuer, encore moins répondre aux questions qu'on lui faisait.

L'usage du tartre stibié provoqua quelques selles sans aucune amélioration. Le lendemain, un large vésicatoire fut appliqué entre les deux épaules. La nuit fut comme la précédente. A ma visite du matin, les angoisses et les plaintes du malade étaient inces-santes ; une sueur abondante ruisselait par tous ses pores ; les vomissemens avaient disparu, et le ma-lade s'éteignit vers 6 heures du soir, sans donner aucun signe d'agonie.

Chez la jeune femme de Choleti cadet, la durée, les symptômes et la terminaison de la maladie ont été exactement les mêmes que chez le malade pré-cédent.

21e OBSERVATION.

Méningite séreuse, après 32 jours de maladie. — Autopsie
24 heures après la mort.

River, préposé des douanes, âgé de 26 ans, d'un
tempérament sanguin et d'une constitution ro-
buste, jouissait d'une très-bonne santé, lorsque, le
28 janvier, il se plaignit d'une légère céphalalgie,
qui ne l'empêcha point d'aller faire avec ses camarades une partie au café. Rentré chez lui, il sentit
ses pieds glacés, ce qui le força de se coucher vers
5 heures de l'après-midi, après avoir pris quelques
tasses de thé. Deux heures après, il fut endormi.
La nuit fut bonne, puisque son camarade de lit
ne fut pas dérangé par lui. Vers 6 heures du matin,
River se réveille couvert de sueur et se plaignant de
mal de tête.

On lui donna encore quelques tasses de thé, qu'il
rendit immédiatement, et il perdit connaissance.
A 9 heures du matin, il fut porté à l'hospice, dans
l'état ci-après;

Pouls insensible; face décolorée; peau froide;
dents serrées; yeux fermés. En soulevant les paupières, j'ai trouvé les pupilles très-dilatées. (*Fric-*
tions; rubéfians sur toutes les extrémités; tartre stibié

à petites doses, souvent répétées, dans une infusion
de fleurs d'arnica; trente sangsues derrière les oreilles.)

Dans l'après-midi, le malade vomit abondamment, à plusieurs reprises.

A 9 heures du soir, le pouls devint à peine sensible. La nuit se passa sans autre changement.

Le lendemain, je prescrivis l'application de quatre vésicatoires, dont deux aux bras et deux aux cuisses. Le soir, le malade recouvra un peu sa connaissance, et se plaignit d'une douleur au cou qui l'empêchait de lever ou de tourner la tête. Le pouls devint sensible, et la face fut légèrement colorée. Le 1er février, je constatai une légère réaction qui céda bientôt, à la suite d'une petite saignée.

Le 2, River se plaignit de la paralysie du bras gauche. Il était toujours couché en supination et immobile, la face décolorée, les yeux grandement ouverts, les pupilles dilatées, le bras gauche immobile, la langue molle et blanchâtre, le pouls lent et petit. Dans le courant de la journée, il avait assez souvent des réactions de courte durée. La dureté de l'ouïe lui donnait un air hébété, quoiqu'il répondît aux questions qu'on lui faisait avec assez de justesse, quand on les lui adressait à haute voix.

La diplopie a été surtout très-remarquable chez ce malade, qui fut visité par MM. Lallemand et Franc. La constipation opiniâtre dont il se plaignit, fut combattue avec succès par l'emploi réitéré du calomel à doses réfractées. Le 10, un séton fut mis à la nuque. La paralysie et la diplopie parurent s'affaiblir au bout de quelques jours. A la même époque, le malade toussait et crachait abondamment.

Du 20 février jusqu'au 1er mars, jour de son décès, un écoulement séreux, venant des orbites, s'établit d'une manière presque continue tout le long des joues, ce qui faisait dire aux infirmiers, ainsi qu'aux autres malades de la salle, que ce malheureux pleurait sans cesse. Il s'est éteint, à la suite de vomissemens, dans un état de maigreur extrême.

Ouverture.

Tous les organes contenus dans la cavité abdominale |, et principalement le foie étaient à l'état normal. *Thorax :* cavité droite et poumons correspondans sains ; cavité gauche contenant un épanchement séro – purulent considérable ; poumons du même côté recouverts de pseudo-membranes, et leur substance dans un état de suppuration bien caractérisé. *Cœur :* réduit à la moitié de son volume ordinaire, très-sain, et ses cavités tout-à-fait vides ; péricarde très-spacieux, comparativement au cœur, contenant de 4 à 5 onces de sérosité jaunâtre.

Examen du crâne.

Toutes les membranes du cerveau saines ; la dure-
mère semblait desséchée , et s'est séparée sans dif-
ficulté des os du crâne, ainsi que l'arachnoïde. Cette
dernière était également saine. Tous les vaisseaux
artériels et veineux vides. En séparant le cerveau
du crâne , une énorme quantité de sérosité s'est
écoulée de sa base , ainsi que du canal rachidien. La
substance corticale était saine ; la substance médullaire ramollie. Les ventricules très-distendus par
une sérosité limpide fort abondante ; le doigt passé
sur toutes leurs surfaces , et principalement à leur
base, y laissait une trace, comme sur les surfaces
limoneuses, privées, depuis peu, du liquide qui les
recouvrait. Les plexus choroïdes très-développés
et rougeâtres, nageant dans un vaste espace. A la
partie postérieure de la moelle allongée, un très-
fort épaississement de l'arachnoïde, de la grandeur
d'un sou. La sérosité qui s'est écoulée, soit des ventricules, soit du canal rachidien , peut être évaluée
de 12 à 15 onces.

Réflexions.

Je me suis toujours demandé, après chaque autopsie, si les épanchemens sanguins ou séreux qui
se sont constamment rencontrés dans le canal rachidien , sont concomitans de ceux de la cavité cra-

nienne ou consécutifs à ceux-ci. Mais les douleurs et la roideur de la région cervicale postérieure, la contraction et la renversement tétanique de la tête chez les enfans, ainsi que les fréquentes paralysies, n'ayant jamais lieu que 24 heures, pour le moins, après les raptus ou les épanchemens encéphaliques, je ne puis m'empêcher d'adopter la seconde opinion.

22ᵉ Observation.

Méningite séreuse. — Emploi de frictions mercurielles. — Guérison.

Marie Giraud, âgée de 8 ans, d'un tempérament sanguin et d'un physique agréable, jouait, le 3 mars, sur les salines de Peccais, où son frère demeure en qualité de préposé des douanes.

A 2 heures de l'après-midi, Marie eut au pied gauche une crampe qui la força de rentrer chez elle. Trois heures plus tard, elle se plaignit d'une légère gastralgie, accompagnée d'horripilations, refusa toute nourriture et se coucha. A une heure du matin, elle fut réveillée par des vomissemens et une céphalalgie atroce; deux heures plus tard, elle perdit connaissance. Portée en ville, le même jour, 4 mars, je la trouvai, à 11 heures du matin, dans l'état ci-après :

Couchée en supination, immobile, la face tout-à-fait décolorée, les yeux grandement ouverts et fixes, les pupilles très-dilatées; elle éprouvait des

angoisses et poussait de temps à autre quelques soupirs ; son pouls était lent et concentré. (*Calomel à
l'intérieur ; vésicatoires aux bras ; sinapismes aux
pieds et aux cuisses.*)

A ma visite du soir, la face était légèrement colorée. (*Sangsues derrière les oreilles ; vésicatoire à la
nuque.*)

Le lendemain matin, même état, malgré l'émis-
sion de quelques selles. Séance tenante, je fis raser
la tête de la malade, et quatre frictions mercurielles,
de deux gros chacune, furent pratiquées sur le cuir
chevelu, et continuées de deux en deux heures. La
journée s'étant passée sans aucun changement notable, les frictions mercurielles furent réitérées à
de plus longs intervalles. A minuit, Marie fut prise
de vomissemens très-abondans, et deux heures plus
tard, elle recouvra tout-à-fait sa connaissance, au
grand étonnement de tous les assistans, qui s'atten-
daient d'un moment à l'autre à son décès. Ce changement, pour ainsi dire, miraculeux, ne s'est plus
démenti. Deux jours plus tard, la malade eut par-
tout le corps une éruption érysipélateuse, simulant
la rougeole, qui disparut d'elle-même au bout de 3
jours, sans laisser aucune trace. Dans l'espace de
quinze jours, Marie Giraud fut complétement guérie.

---

(1) Mon Mémoire était déjà livré à l'impression, lorsqu'il
s'est présenté deux nouveaux cas de méningite séreuse, que
j'ai traités par les frictions mercurielles.

23ᵉ Observation.

Méningite foudroyante.

Le jeune Thibaud, âgé de 6 ans, très-fortement
constitué et jouissant d'une santé parfaite, se lève,

1ᵉʳ *Cas.* — Le 5 mai, à ma visite du matin à l'hospice,
j'ai trouvé le préposé Gimel, âgé de 36 ans, assis machinalement sur une chaise, en attendant que son lit fût prêt. Il
avait les yeux larmoyans, les pupilles dilatées ; sa figure, pâle
et grippée, exprimait une terreur en harmonie avec le trouble de ses idées. Il avait peu de fièvre, la langue sèche et
une soif ardente. Interrogé sur son état, il m'a répondu
d'une manière incohérente. J'ai su par ceux qui l'avaient conduit à l'hospice, que, 24 heures auparavant, en allant monter sa garde, il avait été pris inopinément de gastralgie,
suivie de vomissemens, auxquels avait succédé un froid intense. Conduit chez lui, il passa le reste de la journée et la
nuit suivante, ayant tantôt froid, tantôt chaud, souvent des
envies de vomir, accompagnées de selles fréquentes. (*Potion
antispasmodique; sangsues derrière les oreilles; un vésicatoire
à chaque bras.*)

Quelques heures plus tard, le malade perdit connaissance.
Vers le soir, la tête fut rasée, et quatre frictions mercurielles furent pratiquées pendant la nuit, qui fut très-orageuse.

Le 6 au matin, la malade ouvrit les yeux, mais il ne pouvait pas articuler un son. La journée fut comme la nuit précédente; on continua les frictions. A la tombée du jour, le
pouls s'étant relevé, on pratiqua une saignée du bras. La
nuit fut moins mauvaise.

le 4 mars, comme à son ordinaire, prend son dé-
jeûner, et va jouer dans la rue jusqu'à 11 h., puis

Le 7, le délire fut moins fort. Vers le soir, la plénitude
du pouls nous détermina à faire pratiquer encore une dernière saignée, à la suite de laquelle le malade reprit tout-
à-fait sa connaissance. La nuit suivante, il fut parfaitement
tranquille, ainsi que la journée du 8. Ce jour, ses camarades
le voyant si bien, crurent lui rendre service, en lui donnant,
à mon insu et sur sa demande, un peu de pain avec du
fromage, ainsi qu'un peu de vin. Après avoir mangé et bu
ce qu'on lui avait donné, il voulut aussi fumer. Ce malheureux écart n'a pas tardé à porter ses fruits. A 5 heures du
soir, la fièvre et le délire, accompagnés de diarrhée, reparurent.

Les frictions furent reprises, et Gimel, après trois jours
et trois nuits d'un délire furieux, recouvra sa connaissance.
Malgré la cessation de la fièvre, cette seconde secousse ayant
laissé dans ses idées un trouble qui me fait craindre quelque épanchement, un séton a été placé à la nuque.

Du 2ᵉ au 3ᵉ jour de sa malaladie, Gimel a eu une éruption
séreuse, principalement sur la joue gauche, autour des lèvres et derrière les oreilles. Depuis sa récidive, il nous a
présenté la roideur tétanique, surtout celle du tronc. Son
état jusqu'à ce jour est stationnaire, et inspire beaucoup de
craintes.

2ᵉ *Cas.* — Le 16 mai, le jeune Rivas (Léon), âgé de 8 ans,
de retour de l'école, rentra chez lui à 4 heures, disant qu'il
avait froid. Il vomit plus tard et passa la nuit ayant la fièvre
et des sueurs abondantes.

Appelé le 17, à midi, auprès de lui, je le trouvai ayant
la figure rouge, le pouls élevé, se plaignant de céphalalgie

rentre pour se coucher, en disant qu'il était malade. Appelé vers 3 heures de l'après-midi auprès de lui, je le trouvai très-assoupi, ayant la fièvre

---

et d'envies de vomir. Sa mère m'ayant dit qu'elle croyait qu'il avait un accès de fièvre, je renvoyai toute prescription à une seconde visite, qui eut lieu à 4 heures. Le malade se plaignait toujours de la tête. (*Sangues derrière les oreilles; un vésicatoire à chaque bras.*)

A 7 heures du soir le jeune Rivas perdit connaissance. Des sinapismes furent promenés sur les extrémités inférieures. A 10 heures du soir la tête fut rasée et frictionnée avec deux gros d'onguent mercuriel. Le malade ne donna aucun signe de vie pendant ces deux opérations. On continua les frictions de trois en trois heures; le jeune Léon donna signe de vie à la troisième friction, et, après la cinquième, il reconnut ses parens et leur parla. Les frictions ont été reprises le soir, et continuées jusqu'au lendemain. Le malade a tout-à-fait recouvré sa raison; mais la constriction tétanique de la région cervicale, qui s'est manifestée depuis, l'inquiète beaucoup. Quelques grains de calomel ont été administrés le quatrième jour, et ont provoqué des évacuations suivies d'un grand soulagement.

Aujourd'hui, 5e jour de sa maladie, la fièvre est moindre; Rivas repose assez souvent, et tout fait espérer une solution heureuse.

Je ferai connaître plus tard, par la voie de la Clinique médicale de Montpellier, l'issue de ces deux intéressantes observations, qui désormais ne laissent aucun doute dans mon esprit, sur l'efficacité des frictions mercurielles contre cette terrible affection du système cérébro-méningien.

et la figure rouge. (*Sangsues autour du cou; un vésicatoire à chaque bras.*)

A 6 heures du soir, sa mère lui offrit du café; mais à peine en eut-il avalé deux gorgées, qu'il fut pris d'un violent vomissement, suivi de convulsions tétaniques, auxquelles il survécut seulement une heure.

24e ET 25e OBSERVATIONS.

Méningite précédée de catarrhes.

Le 12 janvier, le sieur Noilles, maçon de profession, âgé de 50 ans, d'un tempérament bilieux et cacochyme, avait un catarrhe, maladie assez habituelle chéz lui, pendant tous les hivers. Quoique indisposé, il voulut aller travailler, afin de subvenir aux besoins pressans de sa nombreuse famille. Vers midi, il fut forcé de quitter son travail, pour rentrer chez lui et se coucher. A 4 heures du soir, je le trouvai, comme tant d'autres fois, atteint d'un catarrhe, et je prescrivis ce qui convient en pareille occurrence. A 11 heures de la nuit, il perdit connaissance, et vers 2 heures du matin, je le trouvai délirant, en proie à tous les symptômes déjà connus de la méningite cérébro-spinale, poussés à leur plus haut degré. Tout fut mis en usage sans aucun retard, mais sans succès. Le 14, Noilles avait cessé d'exister.

Le même jour, je fus appelé auprès du sieur Cadel-

(Jean), aubergiste au faubourg, âgé de 35 ans, d'un tempérament sanguin et d'une constitution très-vigoureuse, qui, la veille au soir, quoique convalescent d'un rhume, avait inopinément quitté son feu et s'était exposé, pendant quelques instans, devant sa porte, à l'intempérie de la saison. En rentrant chez lui, il eut quelques frissons dans la soirée et se coucha de bonne heure. Mais des douleurs pectorales et une toux sèche l'empêchèrent de dormir.

Arrivé auprès de lui, je le trouvai avec une forte fièvre, la poitrine embarrassée, la face rouge, parsemée de quelques teintes bleues, les yeux proéminens, les idées légèrement confuses, en un mot avec tous les symptômes annonçant l'imminence d'un raptus apoplectique. Je m'empressai de pratiquer une saignée ordinaire. Le malade en parut d'abord soulagé; mais cette illusion fut de courte durée : un quart d'heure après, il s'éteignit sans agonie, rendant, deux heures plus tard, par la bouche et le nez, du sang en abondance.

26ᵉ ET 27ᵉ OBSERVATIONS

Relatives au développement des méningites sans prodromes.

Michel (Cosse), préposé des douanes, garçon, âgé de 37 ans, après avoir soupé, le 15 janvier, comme à son ordinaire, causa quelques instans avec les habitans de sa maison et alla se coucher. Vers 3 heures du matin, un voisin, dont la chambre n'était séparée de celle de Michel que par une faible cloison, réveillé par le bruit des gémissemens du malade, pénétra chez lui et le trouva sans connaissance.

On s'empressa de réclamer ma présence ; mais à peine étais-je arrivé auprès du malade, qu'il avait rendu le dernier soupir. Michel a offert à mon examen, la face tout-à-fait décolorée, les yeux grandement ouverts, fixes, et les pupilles fortement dilatées, signes caractéristiques de la méningite séreuse épidémique.

Le 20 du même mois, Michel (Pierre), pêcheur de profession, âgé de 35 ans, après avoir pris son repas du soir, se coucha très-bien portant. A 4 heures du matin, sa femme voulant mettre leur jeune enfant dans le lit au milieu d'eux, réveilla son mari en l'engageant à s'éloigner un peu d'elle, ce que Michel fit et se rendormit de nouveau. Vers 7 heures du matin, le mari n'étant pas réveillé et ronflant toujours contre son ordinaire, sa femme, après l'avoir inutilement appelé à plusieurs reprises, voulut le secouer et le trouva tout couvert de sueur et sans connaissance. Une forte saignée, pratiquée sans retard, rappela instantanément le malade à la vie ; mais il finit par succomber au bout de deux mois, malgré tous les secours qui lui ont été prodigués, à la suite de vomissemens incessans, et d'une diarrhée

telle qu'il s'en manifeste assez souvent à cette époque. Il était tombé dans le marasme et avait toutes
les parties recouvertes de larges escarres, résultat
de l'immobilité absolue à laquelle tous ces malades
sont condamnés, tantôt par la paralysie des membres, mais le plus souvent par la roideur tétanique
de toute la colonne vertébrale.

28ᵉ Observations.

Méningite. — Abcès critique. — Guérison.

Le jeune Pélegrin (frère de celui dont nous avons
déjà fait mention), âgé de 9 ans, d'un tempérament
sanguin et très-robuste, jouissait d'une très-bonne
santé, lorsque, le 17 février, après avoir joué et
couru toute la journée en plein air, il se plaignit le
soir de céphalalgie, ce qui ne l'empêcha point de
souper. Vers 10 heures, immédiatement après qu'il
fut couché, il eut des vomissemens et se plaignit
d'une douleur au côté droit de la poitrine. A minuit,
il avait perdu connaissance.

Arrivé le 18 au matin près du malade, je le trouvai
dans le délire, avec la figure rouge, les yeux injectés.
Il me fut impossible de constater sur un autre point
de l'économie l'action circulatoire, si ce n'est sur
le trajet des carotides, par un léger frémissement à
peine sensible. (*Sangsues sous les apophyses mastoïdes ; rubéfians et dérivatifs aux extrémités ; calomel avec tartre stibié à doses réfractées.*) A ma visite

du soir, le malade était toujours dans le même état,
malgré les évacuations abondantes que les remèdes
avaient provoquées, et l'expulsion de quelques vers
lombricoïdes, incident que nous avons fréquemment
observé chez les enfans. L'action circulatoire était
toujours suspendue.

Le 19, persévérance du même état. (*Sangsues ;
vésicatoire à la nuque.*) A ma visite du soir, je reconnus un léger frémissement de la radiale. Le 20
au matin, la circulation était tout-à-fait rétablie.
Au milieu du jour, le malade reprit sa connaissance.
Le 22, la mère du jeune Pélegrin, voulant lui
donner un lavement qui avait été ordonné, s'aperçut
d'une augmentation de volume de la fesse droite.
Je reconnus, à ma visite du soir, la présence d'un
engorgement volumineux. Comme il était parvenu,
le 7 mars, à sa maturité, j'y pratiquai une large
ouverture, qui donna passage à une énorme quantité
de pus épais et verdâtre, entraînant avec lui beaucoup de lambeaux de tissu cellulaire mortifié. Dès ce
moment, la convalescence ne se fit pas long-temps
attendre : huit jours après, le malade était presque
tout-à-fait rétabli.

29ᵉ Observation.

Constipation opiniâtre.

Carayol (Louis), brigadier des douanes, âgé de
45 ans, tomba malade, le 16 janvier, à son poste,

qui était à 8 lieues de la ville. Un chirurgien de campagne, appelé près de lui, le saigna d'abord du bras, et le lendemain il lui ouvrit une branche de l'artère temporale. Cette seconde saignée parut avoir soulagé le malade ; mais, le soir, il fut pris de convulsions et de délire, qui se sont réitérés pendant huit jours, à plusieurs reprises dans la journée. L'éloignement de la ville et les temps rigoureux qui régnaient, empêchèrent le transport du malade en ville. Il resta dans cet état, livré aux soins de sa femme, jusqu'au 10 février, jour où il fut admis à l'hospice. Malgré les nombreux lavemens de toute espèce qu'on lui avait administrés jusqu'à cette époque, il n'avait pas poussé la moindre selle.

A ma visite, je l'ai trouvé dans son lit sans connaissance, profondément assoupi, la face rouge, la fièvre continue, les yeux purulens. Il toussait et crachait beaucoup. L'administration du calomel provoqua des selles abondantes ; l'application des vésicatoires au bras et celle d'un séton à la nuque amenèrent, au bout de quelques jours, une amélioration notable dans l'état du malade. Peu à peu il recouvra presque en entier sa connaissance, et la fièvre cessa tout-à-fait. Carayol demandait des alimens ; on lui en accordait avec réserve ; il les prenait avec plaisir et les digérait. Il paraissait en pleine convalescence ; mais il toussait et maigrissait toujours, malgré l'usage d'une nourriture assez abondante. Cet état dura jusqu'au 12 mars, époque à laquelle Carayol, à la suite d'un repas, fut pris de vomissemens et de diarrhée. La fièvre se ralluma, les symptômes d'une congestion cérébrale reparurent, pour ne cesser qu'avec la vie, cinq jours après, dans le marasme le plus complet.

30e ET 31e OBSERVATIONS

Relatives aux récidives.

Jeanneton Méjean, âgée de 11 ans, étant en pleine convalescence de la méningite épidémique, qui lui avait fait garder le lit pendant quarante jours, avait déjà essuyé, par imprudence, une première récidive, dont elle s'était heureusement tirée.

Le 9 avril, s'étant de nouveau exposée, en jouant toute la journée au milieu de la rue, au froid rigoureux de la saison, elle se plaignit, la nuit suivante, d'une céphalalgie qui augmenta rapidement. Le lendemain matin, elle eut des vomissemens qui durèrent toute la journée, pendant laquelle le mal de tête fut si violent, que la malade ne fit que crier, pleurer ou se désespérer. A 6 heures du soir, heure à laquelle on réclama mes soins, je la trouvai dans un état désespéré et près de s'éteindre ; cinq heures plus tard, elle avait cessé de vivre.

31e Obs. Bellet (Baptiste), âgé de 4 ans (frère de celui que nous avons déjà mentionné), était en pleine

4

convalescence de la méningite, dont il avait été
atteint le 19 janvier, lorsque, le 24 février, après
avoir passé une partie de la journée au milieu de la
rue, il se sentit indisposé la nuit suivante : le lendemain, il n'eut pas la force de se lever. Le 26,
on s'aperçut d'une roideur de tout son corps et d'un
renversement extrême de la tête sur les épaules.
Le 27, je trouvai le jeune malade ayant la fièvre,
des mouvemens convulsifs et les pupilles très-
dilatées. Je prescrivis le nécessaire jusqu'à ma pro-
chaine visite.

Le 28, je parvins avec beaucoup de peine à lui
mettre un séton au cou, à cause de la contraction
tétanique de la tête en arrière. L'enfant eut de très-
fortes convulsions pendant quatorze jours consécutifs, à plusieurs reprises dans la journée. Malgré leur
violence, il a résisté. La tête s'est redressée ; il a
repris sa connaissance; il mange, boit, digère et
dort ; mais deux mois se sont déjà écoulés depuis sa
récidive, sans qu'il ait encore pu quitter son berceau.
Toujours couché en supination, immobile, il se
plaint de temps en temps de céphalalgie et surtout
de douleurs atroces dans les extrémités pelviennes,
douleurs qu'il exprime par des pleurs lorsqu'on veut
le lever pour faire son lit. Malgré ses longues souffrances, la vie commence à reparaître, et tout me
fait espérer qu'il finira par se rétablir complétement

Je terminerai le chapitre des observations, en
ajoutant à la précédente celle du plus jeune fils de

M. le Commisaire de police, âgé de 4 ans, qui nous a présenté, dès le début de sa maladie, le rénversement tétanique de la tête, ainsi que celui de la colonne vertébrale poussée en avant, à tel point que, pendant deux mois consécutifs, ce malheureux enfant est resté constamment couché sur le côté gauche dans son berceau, sans jamais pouvoir changer de position. Malgré la gravité et la longueur de sa cruelle maladie, il a fini par se rétablir. Ces deux intéressans malades ont été visités par plusieurs médecins étrangers.

CHAPITRE III.

DIAGNOSTIC.

La maladie qui nous occupe a éclaté dans la commune d'Aigues–Mortes, le 29 novembre 1841, et a toujours continué avec la même intensité, à quelques courtes interruptions près, jusqu'au 4 mars 1842 (18e, 19e, 22e et 23e *Obs.*). Les recrudescences étaient provoquées par le retour des froids ou la violence des vents du sud. Cette affection, quoique en apparence de nature uniforme par son siége et ses résultats, a présenté à l'observation deux nuances bien distinctes.

Tout–à–fait à son début, à quelques exceptions près, lesquelles s'observaient seulement sur les enfans de 6 à 10 ans, elle offrait tous les caractères d'un raptus apoplectiforme sanguin instantané, qui enlevait la plupart des malades dans quelques heures, malgré tous les efforts de l'art (7e et 8e *Obs.*). Plus tard, vers la fin de janvier, elle sévit plus généralement sur les enfans, offrant tous les caractères des sécrétions aiguës, simulant les hydrocéphales, conformément à l'opinion de M. le professeur Lallemand (18e, 19e, 21e et 22e *Obs.*).

L'invasion de la première variait dans ses débuts. Chez les uns, la scène commençait par une violente céphalalgie, que suivaient de près la perte de connaissance, les contractions tétaniques de tous les membres et les convulsions des muscles de la face (10e *Obs.*).

Les autres étaient saisis, pendant leurs repas, d'une crampe des extrémités inférieures ; cette crampe suivait les trajets nerveux avec une rapidité électrique, jusqu'au plexus nerveux hypogastrique, dont la vive douleur était suivie de près des symptômes précités (12e *Obs.*). Chez d'autres, une colique précédait le développement de la maladie (13e *Obs.*). Quelquefois celle-ci se manifestait pendant le sommeil et sans prodromes connus (26e et 27e *Obs.*).

Peu de jours après l'invasion de l'épidémie, la maladie débutait plus lentement, par des crampes aux extrémités pelviennes, par un refroidissement intolérable des mêmes extrémités, lequel bientôt devenait général et forçait les malades à se coucher. A ces premiers symptômes succédait une vive céphalalgie,

suivie de près de vomissemens jaunâtres d'abord,
porracés vers la fin. Pendant cette première période,
les malades, couchés ordinairement en supination,
étaient froids, avaient la face amaigrie, les traits
tirés, les yeux caves, les lèvres bleues. Ils éprouvaient des angoisses inexprimables suivies de lipo-
thymies. Le pouls était petit, profond, concentré,
parfois tout-à-fait suspendu (28e *Obs.*). La langue,
humide et jaunâtre, conservait cet aspect jusqu'à la
fin, chez les malades qui n'avaient pas fait usage de
la quinine. La soif était ardente, mais ils redou-
taient de la satisfaire, à cause des vomissemens
incessans dont ils étaient tourmentés. Ils avaient
le ventre souple, les urines coulaient en abondance, mais la constipation était généralement très-
opiniâtre.

Après cette première période, que nous appelle-
rons période d'invasion, dont la durée était variable
et qui emportait très-rarement les malades, le pouls
devenait peu à peu sensible, fort, plein et précipité.
La face se colorait progressivement jusqu'au rouge-
bleuâtre et semblait tuméfiée. Les conjonctives étaient
fortement injectées, les yeux proéminens, les pupilles resserrées ; les malades craignaient le bruit et
la lumière (11e *Obs.*). Les jugulaires étaient très-
développées, les carotides battaient avec force, la
respiration devenait précipitée et pénible. Peu de
temps après ce mouvement réactionnaire, le délire
s'emparait lentement des malades. Alors ils rou-

laient sans cesse les yeux et se livraient à des mouvemens désordonnés, qui nécessitaient la présence
de plusieurs personnes ou l'usage d'un gilet de
force. Les dents étaient serrées, la bouche couverte
d'écume, laissant parfois échapper de profonds soupirs, des chants ou des paroles entrecoupées (8e *Obs.*).
Les malades qui périssaient dans l'espace de 24
heures, pendant cette période de réaction, m'ont
révélé, à l'autopsie, une congestion encéphalique
manifeste et un épanchement sanguin (8e *Obs.*,
1re autopsie). Chez ceux qui dépassaient cette période, les mouvemens désordonnés faisaient place à
l'immobilité. Couchés toujours en supination, ils
étaient assoupis, les yeux fermés, la face rouge, les
vaisseaux artériels et veineux de cette partie très-
injectés, la respiration pénible, le délire et la fièvre
continus ; ils parlaient, chantaient ou priaient sans
cesse. Lorsqu'on les réveillait par force, ils prenaient
machinalement ce qu'on leur présentait. Ils avaient
le ventre souple et indolent. Les urines coulaient
en abondance, mais la constipation était toujours
opiniâtre. Quand on saisissait leurs rares momens
de lucidité pour les interroger, ils se plaignaient
généralement d'une céphalalgie atroce, de l'obscurcissement de la vue, qui les empêchait de distinguer
les objets environnans, de la dureté de l'ouïe, et
surtout d'une douleur et d'une roideur de la région
cervicale postérieure et du rachis, lesquelles les
forçaient de garder toujours la même position.

D'autres accusaient, en outre, la paralysie de quelque membre (21e *Obs.*). La contraction tétanique du cou et du reste de la colonne vertébrale était surtout très-prononcée chez les enfans, chez lesquels la flexibilité des ligamens permettait à ces parties de décrire des courbes considérables dans tous les sens (31e *Obs. et suite*). Vers le 3e ou le 4e jour, le collapsus arrivait progressivement, et les malades succombaient sans mouvement, dans un état léthargique et dans des sueurs abondantes. L'examen du cadavre m'a présenté des traces d'inflammation dans les enveloppes méningiennes et à la surface cérébrale.

Chez ceux des malades qui résistaient à cette seconde période, les pupilles se dilataient, une sécrétion séreuse circulait autour des globes oculaires, se concrétait bientôt autour des cils et rendait les yeux chassieux (14e *Obs.*). Vers le 6e ou le 7e jour, la sécrétion, séreuse d'abord, devenait purulente, recouvrait la surface des globes, tapissait la face interne des paupières et coulait sur les joues, tout le long des angles internes. Cette sécrétion était beaucoup plus commune chez les jeunes sujets que chez les adultes (14e *Obs.*). A l'autopsie, après neuf jours de maladie, j'ai constaté la désorganisation du système nerveux central (15e *Obs.*, 3e autopsie).

Cette époque passée, les malades en recouvrant un peu leur connaissance, se plaignaient de diplopie et généralement d'une toux, à crachats d'abord sanguinolens, devenant plus tard épais, jaunâtres, et conformes à ceux que l'on expectore pendant les forts catarrhes et les péripneumonies (21ᵉ et 29ᵉ *Obs.*). La constipation était toujours très-opiniâtre. Nous avons eu un malade qui, faute de secours, était resté 25 jours sans pousser la moindre selle (29ᵉ *Obs.*). Du 12ᵉ au 15ᵉ jour, la plupart de nos malades se sont plaints d'une douleur intolérable de la région lombaire, de la paralysie des extrémités, ou d'hémiplégie (17ᵉ *Obs.*), et d'une telle sensibilité de toutes ces parties, que le moindre attouchement leur occasionait des douleurs atroces. D'autres accusaient en même temps des crampes et des tiraillemens dans les mollets, qui leur arrachaient des cris et leur faisaient dire qu'il leur semblait que les chiens leur dévoraient ces parties.

Après cette époque, la maladie prenait un caractère stationnaire : les malades recouvraient parfois tout-à-fait leur connaissance, pour la perdre au bout de quelques jours ; la fièvre cessait également pour reparaître de nouveau (29ᵉ *Obs.*). Ils se plaignaient souvent de céphalalgies, d'envies de vomir, ce qui ne les empêchait point de demander des alimens, qu'ils digéraient sans aucun avantage pour la réparation du corps. Ils avaient toujours la fièvre, la face colorée, et se sentaient portés au sommeil, lorsqu'ils étaient livrés à eux-mêmes. Cet état s'est prolongé souvent au-delà de deux mois, au bout desquels des vomissemens incessans, s'opposant à toute alimentation, faisaient succomber les malades dans un état de consomption poussée au dernier degré. Quelquefois ils tombaient dans la stupeur et mouraient bientôt, rendant, par la bouche et le nez, pendant leur agonie et après leur mort, du pus en abondance (16e *Obs.*).

L'invasion de la méningite séreuse, plus grave encore que la précédente, a débuté tantôt par une crampe suivie d'horripilations et de céphalalgies, tantôt par une légère céphalalgie, par des vomissemens, suivis de cardialgie et de dégoût. Les malades couchés en supination restaient toujours immobiles, la face constamment décolorée depuis le commencement jusqu'à la fin, à quelques rares et légères réactions près. Les yeux étaient proéminens ; les pupilles très-dilatées ; le pouls concentré, petit et profond, le plus souvent normal ; la langue humide et blanchâtre ; la soif médiocre. Ils restaient dans cette position comme hébétés, les yeux grandement ouverts, poussant de temps à autre quelques soupirs et se plaignant de la tête. Cet état était suivi de très-près, sans réaction, souvent même instantanément, de la perte de la parole. Les malades vous regardaient sans répondre à vos questions. S'ils survivaient un jour à cette première atteinte, la contraction tétanique de la région cervicale, la paralysie des membres, la toux, l'expectoration, la diplopie et la constipation se manifestaient graduellement. Un autre signe remarquable dans cette *nuance*, c'est un

écoulement séreux très-abondant que j'ai observé
sur un malade, le seul qui ait survécu si long-temps
(26ᵉ *Obs.*).

La maladie dont nous nous occupons est-elle
contagieuse ou non? Telle est ordinairement la ques-
tion qui se présente à l'esprit dans une épidémie.

D'après l'expérience de ce qui s'est passé dans
cette commune, on peut répondre négativement.

En effet, dans l'espace de plus de trois mois,
160 individus ont été atteints, plus ou moins, par
l'épidémie; mais jamais je n'ai eu occasion de l'observer sur ceux qui, étrangers aux familles, s'étaient
offerts pour les secourir, les veiller ou les soigner.

Ecclésiastiques, médecins, chirurgiens, sœurs
de l'hospice (1), infirmiers ou gardes-malades, personne n'a eu à se repentir du dévouement qu'il a
déployé à soulager les malades. Il est vrai de dire
que souvent plusieurs membres d'une même famille
ont été frappés presque simultanément ou successivement par l'épidémie; mais cette coïncidence n'a
rien d'étonnant, lorsque l'on pense que les mêmes

---

(1) Le zèle et le courage dont la sœur Thérèse, jeune
novice de 18 ans, a fait preuve dans cette circonstance, soit
pour soigner les épidémiques, soit pour seconder mes investigations nécroscopiques, ne sauraient être mentionnés avec
trop d'éloges. Jamais récompense ne serait plus justement
décernée.

causes doivent produire les mêmes effets sur les individus soumis aux mêmes conditions hygiéniques. Nous avons vu une famille composée de dix membres, tous entassés dans une même pièce ; sur ce nombre, cinq ont été atteints et quatre ont succombé. Souvent la femme soignant son mari, ou la mère sa fille, suivaient ou précédaient dans la tombe l'objet de leur affection, victimes de leurs pénibles veilles, que leurs peines morales aggravaient encore.

Non-seulement la maladie qui a affligé Aigues-Mortes n'est pas contagieuse, mais elle se complique très-rarement avec les maladies existantes. Durant l'épidémie, indépendamment de quelques fièvres intermittentes, il a régné des catarrhes, des angines, des rhumatismes, ainsi qu'un grand nombre de péripneumonies, tant en ville qu'à l'hospice. Neuf épidémiques et quarante-huit autres malades ont été admis à l'hospice. Or, aucun de ces derniers ne s'est ressenti des effets de l'épidémie.

Je ne citerai qu'une seule exception, concernant une jeune femme qui, à la suite d'un accouchement laborieux, fut prise immédiatement de méningite et mourut le 3e jour. Mais c'est la seule complication bien caractérisée que j'aie été à même d'observer.

CHAPITRE IV.

CAUSES.

Quelles sont maintenant les causes qui ont contribué au développement de cette cruelle maladie ? Quoique les causes des épidémies soient en général très-mystérieuses, il est impossible de ne pas tenir compte de celles que je crois devoir signaler.

Les murs d'Aigues-Mortes sont entourés, depuis les inondations de 1840, par des bas-fonds que le Rhône a creusés, et dont les eaux exhalaient, pendant les chaleurs de l'été dernier, des émanations méphitiques.

Indépendamment de ces réservoirs accidentels, faciles à détruire, un étang, situé du côté du sud, vient, par les vents de la même direction, baigner de ses eaux les pieds des remparts. Pendant les chaleurs du mois d'août de l'année dernière, toutes les communications de ce vaste réservoir avec la mer furent fermées contrairement aux règlemens. Cette interruption intempestive détermina l'altération de cette masse de liquide, dont les émanations ont été très-préjudiciables à toute la population. Les fièvres intermittentes de tous les types sévirent épidémiquement à plusieurs reprises sur tous les habitans, sans distinction aucune.

A peine commençait-on à se remettre de cette

épidémie, que le 25 octobre une nouvelle inondation du Rhône est venue remplacer toutes les eaux
de l'année précédente qui s'étaient déjà écoulées.
Les portes de la ville furent fermées et soutenues
par des terrassemens, et les égouts des eaux pluviales bouchés, afin d'éviter l'introduction des eaux
du fleuve.

Mais les eaux pluviales, mêlées bientôt aux eaux
ménagères, et n'ayant plus d'écoulement, donnèrent
lieu, par leur corruption, à des exhalaisons malfaisantes. Des farines que les eaux du Rhône avaient
fortement avariées pendant l'inondation de 1840,
furent vendues, manipulées, et mises en consom-
mation au printemps suivant. Le cimetière, situé
hors de la ville, étant d'un abord un peu difficile,
les inhumations eurent lieu jusqu'au 10 janvier,
dans un cimetière de l'intérieur, depuis long-temps
abandonné. A toutes ces causes prédisposantes ont
succédé les glaces, les neiges, et surtout souvent
des brouillards qui enveloppaient la ville. Un froid
glacial régnait dans l'intérieur des habitations du
rez-de-chaussée, dont la plupart étaient submergées,
mal aérées, et dont les habitans étaient privés de
couvertures, de vêtemens suffisans, et surtout de
bois de chauffage.

Lorsqu'on songe que ces réduits du malheur
étaient habités par des hommes qui avaient essuyé,
pendant plusieurs mois, les fièvres de l'été et de
l'automne, et qui, privés de tout travail, ne vivaient

que du pain de la bienfaisance départementale, on n'a pas de peine à concevoir que, déjà épuisés par les maladies, les miasmes, l'humidité, les peines morales, ils fussent plus impressionnables aux froids rigoureux, dont ils subissaient l'influence.

Pénétré de cette idée, j'ai conseillé, dès le principe, aux habitans de se tenir le plus chaudement possible, d'éviter les écarts de régime, et de se soustraire soigneusement aux brusques transitions atmosphériques.

Malheureusement tous n'ont pas eu les moyens de suivre ces conseils (1).

---

(1) Au mois de mars 1744, la commune d'Aigues-Mortes fut affligée d'une épidémie très-meurtrière. Les professeurs Fizes et Haguenot, de la Faculté de Montpellier, envoyés en mission sur les lieux, après avoir visité, pendant un séjour de 48 heures, vingt-cinq malades, et fait deux autopsies, nous ont révélé le traitement qu'ils ont prescrit et consigné dans un rapport très-circonstancié, déposé dans les archives de la municipalité. Ils y ont signalé une affection pleurétique, qu'ils appelèrent *populaire,* afin de mieux caractériser la classe malheureuse de la population sur laquelle elle sévit de préférence.

« La maladie, disent MM. Fizes et Haguenot, débutait par » un grand froid, des vomissemens auxquels succédaient la » fièvre et une douleur de côté. Quelques malades se plai- » gnaient de la tête, mais la plupart l'avaient libre. » Aussi ils se sont abstenus pendant leurs deux nécroscopies d'examiner cette cavité, dont ils ne font pas mention.« Les malades

L'expérience corroborée par la statistique ci-
après, vient à l'appui de l'opinion que j'ai exprimée
plus haut.

» périssaient du quatrième au cinquième jour, et en grand
» nombre, au moment qu'on s'attendait le moins. »

Voilà donc encore une épidémie qui, malgré sa ressem-
blance avec celle qui nous occupe, quant aux symptômes de
son invasion, en diffère essentiellement, quant aux organes
qu'elle affectait. Il est vrai que les malades atteints de l'épidémie actuelle, avaient, indépendamment du système cérébro-spinal, les organes respiratoires affectés; mais cette
lésion n'était que secondaire, car tous ceux que j'ai vus,
succombaient toujours dans le principe avec tous les signes
d'un raptus apoplectique, et plus tard avec les caractères
d'une désorganisation de tout le système nerveux; mais jamais avec ceux d'une péripneumonie.

Voici comment s'expriment encore MM. Fizes et Haguenot,
sur les causes qui ont pu contribuer au développement de
cette maladie.

« Ayant procédé à l'examen des causes qui ont pu donner
» occasion à cette maladie *populaire*, nous en trouvons trois
» qu'on doit regarder comme causes générales :

» 1º Les accès de fièvre opiniâtres qui avaient régné en
» l'automne dernière ;

» 2º Les mauvais alimens dont les pauvres gens ont usé
» cet hiver ;

» 3º L'intempérie de l'air qui a été fort froid pendant la
» même saison. »

A ces causes générales, ils ajoutent comme particulières :

« 1º Celles des eaux et de l'air du pays ;

La mortalité annuelle d'Aigues-Mortes s'élève, d'après la moyenne des 10 dernières années, au chiffre de 128. Celle du 1er trimestre de 1842, y compris les 3 derniers jours de décembre dernier, époque précise de l'invasion de l'épidémie, a été de 154. Sur ces 154 décès, 34 sont dûs aux maladies ordinaires et 120 à l'épidémie.

Quel a été maintenant le chiffre du tribut que chaque classe a payé au fléau? Voici à peu près un relevé statistique, aussi exact que possible, que j'ai pu recueillir à cet effet.

Riches de tout âge et de tout sexe....	»
Garnison composée de 80 hommes...	»
Personnel de 32 individus de tout âge et de tout sexe, que l'hospice renferme, soit pour son service, soit comme Maison de charité........	»
Artisans, hommes, femmes ou enfans.	18
Pêcheurs de tout âge et de tout sexe..	14
Douanes, hommes, femmes et enfans.	16
Travailleurs possédant quelque chose..	24
Journaliers sans aucune ressource....	48
Total.....	120

» 2° L'imprudence où sont tombés la plupart de ceux qui
» ont suivi les exercices de mission, qui, sortant des églises
» où il fait chaud, s'exposaient, sans garder aucune précau-
» tion, à l'air froid. » (25° *Obs.*)

Une chose que j'ai constatée pendant l'épidémie, c'est que les habitans des faubourgs situés en dehors des remparts , et principalement ceux de la banlieue, ont été bien moins frappés que la population de l'intérieur.

C'est ainsi que , sur 220 préposés composant la division des douanes , 56 habitaient la ville à cause de la destruction de leurs postes par les inondations du Rhône, et 164 étaient, comme à l'ordinaire, dans leurs habitations de campagne. Sur 56 qui logeaient, comme ils pouvaient, en ville , 7 ont succombé à l'épidémie; tandis que , sur 164 habitant la campagne, un seul en a été victime.

Nous dirons, en terminant ce chapitre, que les méningites cérébro-spinales de cette localité ont sévi de préférence sur les enfans, moins sur les adolescens, peu sur les adultes comparativement aux précédens, presque pas sur les vieillards, et point sur les femmes enceintes.

CHAPITRE V.

PRONOSTIC.

D'après ce qui précède , le pronostic de l'affection insolite qui nous occupe, ne peut être que très-rarement favorable. La rapidité de son invasion , le trouble des systèmes circulatoire et respiratoire, ainsi que les lésions du système cérébro-spinal qui

5

en résultent, la rendent le plus souvent rebelle à tout moyen thérapeutique.

Une autre circonstance qui contribue encore à sa gravité, c'est que non-seulement la nature reste, pour ainsi dire, toujours étrangère aux bonnes ou aux mauvaises terminaisons de la maladie, puisque nous n'avons observé qu'un seul abcès critique, qui probablement a sauvé les jours du malade (19e *Obs.*); mais encore elle retarde la guérison complète par les infirmités qu'elle laisse après la convalescence. (*Suite de la* 17e *Obs.*)

On ne saurait donc mettre trop d'empressement, en pareille circonstance, à réclamer les secours de l'art, ni trop de soins à éviter, lorsqu'on a le bonheur d'échapper, tout ce qui pourrait contribuer à une récidive funeste.

CHAPITRE VI.

TRAITEMENT.

Frappé, dès le principe, de la gravité de la maladie, mon premier soin fut de déterminer sa nature, en lui opposant un traitement analogue à la série effrayante de ses symptômes. C'est ainsi que, lorsque le malade tombait comme foudroyé par la violence du raptus encéphalique, je m'empressais d'ouvrir une ou plusieurs fois la veine selon le besoin, et de déterminer une prompte dérivation

à l'intérieur ou à l'extérieur, soit par l'administration du tartre stibié à petites doses souvent répétées,
ou par celle du calomel ; soit par les applications
réitérées des sangsues autour du cou, et par celle
des rubéfians combinés aux épispastiques sur tous
les membres ou sur le cou, ainsi que par l'usage
des réfrigérans sur le cuir chevelu. Malgré quelques succès, à la vérité peu nombreux, que j'avais
obtenus par cette médication, la maladie perdant,
peu de jours après son invasion, de son intensité
primitive, et débutant chez le plus grand nombre
de malades par un froid bien marqué, qui carac-
térisait sa première période, cette uniformité dans
son invasion me fit supposer qu'elle pouvait être
une fièvre de mauvais caractère, du nombre de
celles que 20 années d'exercice dans ce pays
marécageux m'ont mis à même d'observer. Imbu
de cette idée, et malgré la continuité de la fièvre,
j'administrai les antipériodiques sous toutes les
formes et par toutes les voies ; mais bientôt l'expérience me força de les abandonner, pour les reprendre plus tard, par une déférence qui n'a servi qu'à
aggraver la position des malheureux épidémiques.
Le camphre, le nitre et le musc furent employés
également, mais sans le moindre avantage. Revenu
pour la seconde fois de mon illusion, force me fut
de reprendre le traitement primitif. Des médecins,
recommandables d'ailleurs, qui ont vu, pendant
quelques heures seulement, l'épidémie dans un pays

éminemment fiévreux, trompés par l'observation de ces premiers symptômes, ont cru, les uns à une fièvre typhoïde, les autres à une fièvre insidieuse.

Les argumens irrécusables que le journal *La Clinique de Montpellier*, du 15 mars 1842, a opposés à ces opinions, me dispensent d'y revenir. Il est vrai de dire qu'un médecin étranger à la localité, pouvait être facilement induit en erreur par la constitution du pays ; car, à cette époque, nous avions encore, contre l'ordinaire, dans cette saison, quelques fièvres intermittentes à combattre ; mais l'administration du sulfate de quinine en triomphait toujours, tandis que ce remède, donné aux malades réellement atteints de l'épidémie, ne faisait qu'aggraver leur position, comme le prouvent les observations suivantes.

Le 1er janvier, la fille Michel (Antoine), âgée de 9 ans, fortement constituée, rentra chez elle à 4 heures du soir, après avoir passé la journée en pleine campagne et par un temps très-rigoureux, à charrier de la terre. Dès le même soir, elle eut froid. La nuit suivante, elle fut prise de céphalalgie et de vomissemens. Appelé auprès d'elle le lendemain à midi, je la trouvai avec une forte fièvre, la face rouge et le délire. J'employai sans retard les antiphlogistiques généraux et locaux, les dérivatifs et tous les autres remèdes déjà précités, selon l'occurrence. Le 3 janvier, ayant cru reconnaître dans un moment de calme une légère rémittence, je prescrivis, sans retard, l'usage du sulfate de quinine, combiné aux antispasmodiques, pour maîtriser les mouvemens nerveux auxquels la jeune malade était en proie. La malade mourut le 5e jour.

33e Obs. Bellet (Guillaume), travailleur, âgé de 25 ans, et jouissant d'une très-bonne santé, soupa, le 7 janvier, de très-bon appétit, et se disposait à se coucher. Au moment de se mettre au lit, il voulut boire un coup de vin, en disant que cela le réchaufferait plus vite une fois qu'il serait couché. A peine avait-il avalé ce liquide qui était glacé, qu'il fut saisi d'un froid tellement violent, qu'il fut obligé de se coucher avant d'être complétement dépouillé de ses vêtemens. Le froid fut tenace et la nuit pénible. Arrivé le lendemain auprès du malade, je le trouvai dans un état de rougeur apoplectique bien caractérisée. Une saignée pratiquée sur-le-champ soulagea le malade.

Vers midi, la plénitude du pouls me détermina à rouvrir la veine. Le calme parut plus sensible. Toujours préoccupé des pyrexies de mauvais caractère, je prescrivis, à la suite de la saignée, l'usage à hautes doses très-rapprochées, du sulfate de quinine. Le malade en prit pendant toute la nuit, de 2 en 2 heures. Malgré cette administration, qui était, nous osons l'assurer, plus que suffisante pour arrêter un accès, quelle qu'en fût la nature, le malade mourut dans la matinée du 9, sans agonie, et au moment où sa famille commençait à le croire hors de danger.

Plus tard, et malgré un premier essai infructueux de ce remède, faisant le sacrifice de ma conviction à l'opinion d'un praticien recommandable, je l'employai de nouveau sous toutes les formes et sur un grand nombre de sujets. Mais cette fois, comme la précédente, cette substance, loin d'enrayer la marche de la maladie, n'a fait qu'aggraver la position des épidémiques, en ajoutant à leur maladie primitive une sub-inflammation des membranes muqueuses du tube digestif. En résumé, malgré les nombreux essais que j'ai fait du sulfate de quinine, il m'est impossible de citer une guérison qui puisse lui être exclusivement attribuée.

M. le professeur Lallemand, accompagné de M. Franc, professeur-agrégé, ayant bien voulu obtempérer à ma prière, se sont rendus sur les lieux, le 6 février, pour m'éclairer de leurs lumières et rassurer une population désolée. Après avoir attentivement visité plusieurs malades, tant en ville qu'à l'hospice, où je les ai conduits, et avoir pris connaissance des résultats nécroscopiques que je leur ai communiqués, ils ont reconnu dans l'épidémie régnante une affection de l'arachnoïde cérébro-spinale. Ils l'ont jugée conforme à celle qui a sévi à

Strasbourg, en 1840 et 1841, et qui a été décrite
par M. le professeur Tourdes, et à celles qui ont
régné au Pont-Saint-Esprit et à Marseille, en 1841,
et que les médecins de ces localités avaient dénom-
mées comme le savant Auteur des Lettres sur l'en-
céphale et son collègue, sans qu'il y ait eu d'ailleurs
aucune communication entre ces différens praticiens. C'est aussi la dénomination que j'ai adoptée
depuis, comme étant parfaitement conforme aux
symptômes, à la marche, au traitement et à l'ana-
tomie pathologique de la maladie.

M. le professeur Lallemand m'a conseillé d'ajou-
ter au traitement que j'avais déjà suivi, l'usage de
la ligature des membres, afin de prévenir le retour
trop rapide du sang de la périphérie vers les cavités
pectorales et encéphaliques, et de plus l'emploi
du séton à la nuque. Depuis cette époque, aucune
méningite ne s'étant présentée à mon observation,
je n'ai pas eu l'occasion d'avoir recours aux liga-
tures. Quant au séton, il a été mis en usage sur
plusieurs malades et dans différentes époques. (21e,
29e et 31e *Obs.*)

Tout-à-fait à la fin de l'épidémie, j'ai employé
sur le dernier malade atteint de méningite séreuse
que j'ai eu à traiter, l'usage des frictions mercurielles sur la tête (22e *Obs.*). Le succès inespéré
que j'en ai obtenu, me fait un devoir de la recom-
mander à l'attention des praticiens, comme un moyen
de plus à opposer à cette cruelle maladie.

Les malades chez lesquels de prompts secours prévenaient les compressions ou les épanchemens du système cérébral, se remettaient dans la première quinzaine ; mais les uns éprouvaient pendant long-temps un froid glacial à la tête et une sur-excitation nerveuse extrèmement pénible (1re, 2e, 3e *Obs.*, auxquelles nous ajouterons comme parfaitement conformes, celles des femmes Bérard, Delome et Routier) ; les autres, quoique pouvant se livrer à leurs occupations, éprouvaient des défaillances ou une grande faiblesse de la vue, qui persistaient long-temps après leur guérison (12e et 13e *Obs.*).

Les malades chez lesquels l'atteinte de l'épidémie était plus violente, ressemblaient à des squelettes, se remettaient très-lentement, souffraient souvent de céphalalgie, conservaient long-temps les pupilles dilatées, les jambes roides, et ne se livraient à la progression qu'au bout d'un certain nombre de mois avec beaucoup de peine. Les jeunes sujets exprimaient leurs douleurs encéphaliques pendant des journées entières, par des cris perçans ou des pleurs. Ils étaient très-affamés, mais le moindre écart de régime provoquait des récidives (38e, 39e *Obs.*).

Les observations ci—après ont été remarquables sous le rapport de ce qui précède.

34e Obs. La femme Vigne, âgée de 48 ans, d'un tempérament éminemment nerveux, alla, dans l'après-dîner du 8 janvier, visiter sa voisine qui était malade.

. En rentrant chez elle, elle éprouva des mouvemens nerveux et des frissons, qu'elle attribua aux attaques nerveuses, aux accès de fièvre, auxquels elle était sujette, et elle se mit au lit. Le froid devint intense et dura une grande partie de la nuit. Vers le matin, la chaleur lui succéda, suivie de près par la perte de connaissance. Arrivé près d'elle, je la trouvai dans un état comateux, les yeux fermés, la face rouge et la fièvre forte. (*Saignée; 20 sangsues derrière les oreilles.*)

Dans l'après–dîner, la malade ouvrit un peu les yeux, et commença à délirer. (*Nouvelle saignée; vésicatoires aux bras.*)

Dans la journée, elle eut des vomissemens. (*Potion de Rivière; limonade.*)

La nuit suivante fut orageuse. (*Nouvelle application de sangsues; vésicatoires aux cuisses.*)

Le lendemain, la malade eut quelques momens lucides. Elle se plaignit de l'obscurcissement de la vue, de la roideur de la région cervicale et d'une céphalalgie intense. Ce moment lucide ne fut pas de longue durée; peu d'instans après, elle se livra de nouveau aux mouvemens désordonnés de la veille; une nouvelle application de sangsues fut prescrite, et quelques pilules composées de camphre et de nitre furent administrées de temps à autre. Plus tard, le calomel fut mis en usage avec succès pour combattre une constipation opiniâtre. La malade commença à avoir quelques momens lucides de plus longue durée. Vers le quinzième jour de sa maladie, elle essuya des douleurs lombaires atroces, des tiraillemens et des crampes dans les mollets, qui lui arrachaient des cris et lui faisaient dire qu'il lui semblait que les chiens les lui dévoraient. Enfin, après trois mois d'alternatives de bien ou de mal, de folie ou de raison, la fièvre cessa tout-à-fait, et la femme Vigne est entrée en convalescence.

35e OBS. La femme Sollier, fille Vedel, âgée de 25 ans, dont le mari se trouvait absent, fut trouvée par les voisins, le matin du 7 janvier, sur le pavé de sa chambre, à côté de son lit, roulée dans ses couvertures et sans connaissance. Arrivé auprès d'elle, je la trouvai entourée de plusieurs personnes occupées à maîtriser les mouvemens désordonnés de son délire phrénétique. Malgré toutes mes investigations, personne n'a pu me rendre compte, à cause de l'isolement absolu dans lequel la malade s'était trouvée la nuit précédente, des prodromes de sa maladie.

Les mêmes moyens qui ont été mis en usage pendant la maladie de la femme Vigne, ont été tour à tour employés contre celle de la femme Vedel. Tous les symptômes que j'ai déjà signalés, se sont présentés successivement pendant sa longue

maladie, poussés au plus haut degré : fièvre continue, délire, dilatation pupillaire, roideur tétanique
du cou et de la colonne vertébrale, douleurs lombaires, sensibilité des membres pelviens, céphalalgie
continue, aliénation mentale, faiblesse de la vue
poussée jusqu'à la cécité, dureté de l'ouïe; enfin,
rien n'a manqué à la série des symptômes effrayans
qui caractérisaient cette terrible affection.

Malgré ses souffrances inouïes, qui ont duré plusieurs mois, elle a fini par y survivre, et au milieu
d'avril, semblable à un squelette, elle parcourait
lentement les rues en chancelant, au grand étonnement des habitans dont quelques-uns la croyaient
morte depuis long-temps.

36ᵉ Obs. Le 9 janvier, Arnussant, jeune et belle
personne de 18 ans, alla, en se levant le matin,
ravauder dans la cour de sa maison, sans autres
vêtemens que ceux de la nuit. A peine était-elle
rentrée, que le froid, la céphalalgie, les vomissemens, suivis vers le soir du délire, commencèrent
la scène. Dans ses momens lucides, la jeune Arnussant, se rappelant le soulagement qu'elle avait
éprouvé d'une atroce céphalalgie, à la suite des
émissions sanguines générales et locales, réclamait
sans cesse ma présence pour me prier instamment
de les renouveler.

Après 20 jours de traitement et de souffrances,

le délire cessa complétement ; cette intéressante
malade reprit peu à peu sa connaissance, et fut
remise au bout de 40 jours, conservant encore long-
temps après, une légère céphalalgie, ainsi que la
dilatation pupillaire.

37e Obs. Le jeune Célestin, adolescent de 16 ans,
dont la maladie m'a offert les mêmes caractères que
celle de la jeune Arnussant, a été aussi heureux
qu'elle ; mais il a présenté de plus que la précédente, durant le premier mois, le phénomène de
la diplopie, dont il a été parfaitement délivré par
la suite.

Les malades faisant le sujet des trois observations
que je viens de rapporter, ont été sucessivement
visités et attentivement examinés par MM. Lallemand
et Franc.

38e et 39e Obs. Le fils Gilles et la fille Servel,
âgés de 14 ans, pris de méningite au milieu de
janvier, présentèrent à mon observation la série
des symptômes déjà énumérés, et furent soumis à
un traitement analogue. Ils avaient déjà heureusement franchi l'époque la plus critique de leur maladie et commençaient leur convalescence, lorsque,
aux premiers jours de janvier, les parens de Gilles,
contre mes recommandations, levèrent leur fils

pour le faire changer de linge, et ceux de la fille Servel consentirent à lui donner quelques biscuits, pour calmer les pleurs que la faim lui faisait répandre.

Ces deux écarts, quoique légers en apparence, ne tardèrent pas à provoquer le retour de la céphalalgie, des vomissemens et de la fièvre. Durant plus d'un mois, ces deux malheureux passèrent alternativement des nuits ou des journées entières à pleurer ou à pousser des cris désespérans que leur arrachait l'intensité de la céphalalgie, le plus souvent accompagnée de vomissemens. Tout fut mis de nouveau en usage, mais sans succès apparent. Ces infortunés furent réduits au dernier degré de marasme. La fièvre, si l'on peut s'exprimer ainsi, ne trouvant plus d'aliment, finit par les abandonner, livrant aux soins réparateurs de la nature deux squelettes, que heureusement elle s'est plu à rappeler à la vie.

En me résumant, je dirai que l'observation, corroborée par l'expérience, m'a appris que les moyens qui me paraissent les plus propres à combattre la maladie qui nous occupe, sont :

1º Pour la méningite avec raptus sanguin, pendant la période du froid, la ligature des membres; dans la réaction, les émissions sanguines générales ou locales, réitérées selon le besoin, l'usage des dérivatifs internes ou externes, l'établissement du séton à la nuque.

2º Pour la méningite séreuse, dès le début, l'usage

des rubéfians sur toutes les extrémités, et le tartre
stibié à petites doses, souvent répétées, à l'intérieur ;
plus tard, l'emploi du calomel, l'établissement du
séton à la nuque, et l'usage des frictions mercurielles sur le cuir chevelu.

Tous ces secours, ainsi que bien d'autres que les
circonstances suggèrent au médecin, doivent être
employés sans délai, car le moindre retard peut être
funeste.

Le régime doit être très-sévère et la nourriture
légère. Les boissons abondantes des malades doivent
être puisées, pendant long-temps, de préférence
dans le règne végétal ; car, malgré le grand désir
que les malades expriment pour les alimens, ils ont
les digestions très-difficiles et l'estomac toujours prêt
à se soulever.

Moyens *prophylactiques généraux pour prévenir le
retour ou atténuer la gravité des maladies, auxquelles expose la position topographique d'Aigues-
Mortes.*

1° Défendre rigoureusement le séjour dans l'intérieur de la ville des fumiers, dont les émanations
vicient incontestablement l'air que l'on y respire.

2° Expulser de l'intérieur des remparts les trou-
peaux de bêtes à laine, dont l'introduction tous les
soirs amène avec eux toute espèce d'insectes plus
ou moins incommodes, indépendamment des éma-

nations malfaisantes qu'exhalent leur réunion et leur séjour pendant la nuit.

3° Établir un abatoir qui mettrait les bouchers dans la nécessité de n'introduire en ville les animaux, que lorsqu'ils seraient dépouillés de toutes leurs ordures, dont la putréfaction en plein air, souvent même au milieu des rues d'une ville close de hautes murailles, ne peut qu'être très-pernicieuse à l'économie.

4° Obliger les propriétaires, conformément aux règlemens, à réduire les fossés considérables qu'ils entretiennent autour de leurs terres au détriment de la salubrité publique, ainsi qu'au grand préjudice des chemins vicinaux ou de service.

5° Entreprendre sans retard le remblai des bas-fonds et des cloaques qui entourent la ville dans tous les sens.

6° Construire une chaussée assez élevée, qui traverserait l'étang d'un bout à l'autre, et empêcherait les eaux de venir battre, pendant les vents du sud, contre les portes de la ville, et de laisser, après leur retraite, sur une très-grande surface de terrain, des détritus de toute nature, dont la putréfaction ne peut que vicier l'atmosphère.

7° L'élévation des remparts, s'opposant à la libre circulation de l'air et au desséchement de la ville, dont la grande humidité favorise incontestablement le développement des maladies, l'ouverture des quatre portes qui existent déjà, mais qu'on tient légèrement murées, serait sans contredit d'une grande utilité sous ce rapport.

8° L'établissement, enfin, d'une fontaine ou d'un réservoir d'eau douce, où les habitans pourraient seulement se désaltérer, serait de la plus haute importance pour notre population, privée le plus souvent de cette précieuse ressource. Pendant cinq à six ans, deux réservoirs qui avaient été creusés dans les sables, fournirent aux besoins des habitans, par les infiltrations des terrains environnans, de l'eau bien potable et en abondance. Mais les inondations du Rhône nous ont encore presque privés de ce grand bienfait; car à peine aujourd'hui ces eaux peuvent-elles être employées aux usages du ménage.

Déjà, dans un rapport que M. le comte Meynadier, inspecteur général d'infanterie, nous avait fait l'honneur de nous demander l'année dernière, tous ces moyens ont été portés à la connaissance de M. le Président du Conseil des Ministres, qui a bien voulu, d'après l'avis favorable du Conseil de santé, les communiquer à M. le Ministre de l'intérieur. Puisse la généreuse sollicitude du Gouvernement, accueillir favorablement les vœux que j'exprime en faveur d'une population que tant de calamités rendent bien digne de son intérêt !

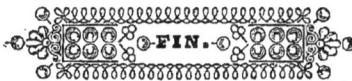

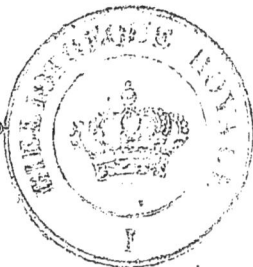

— FIN. —

CARTE DES ENVIRONS D'AIGUES-MORTES

Ouest

Les Tourbes

Canal de Villeneuve

ÉTANG D'ALUS.

Nouveau Lit du

Canal de

Nouveau Lit du Vistre

Port-viel du

M a r a s

Psalmody

MER MÉDITERRANÉE

Tour Carbonniere

Beaucaire

Canal de

Baux

Canal

Étang du levent de la ville d'Aiguesmortes

Aiguesmortes

ud

Nord

Salin

Canal du

Salin

ÉTANG DE BARIL

Salins

Bourgidou

Est

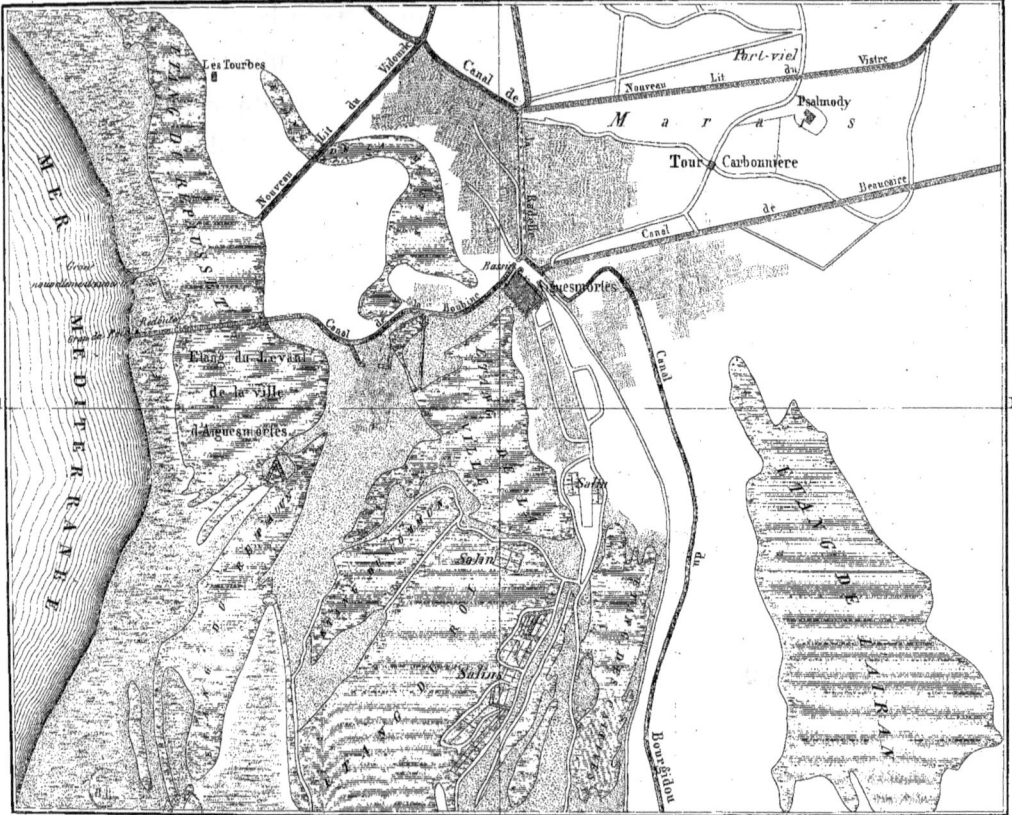

Lith. de Bochin à Montpellier.

Faiguon

Echelle aux cinquante millièmes

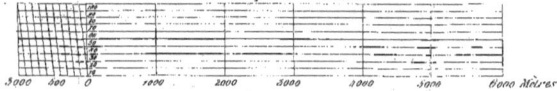

5000   500   0   1000   2000   3000   4000   5000   6000 Mètres

www.ingramcontent.com/pod-product-compliance
Lightning Source LLC
Chambersburg PA
CBHW071247200326
41521CB00009B/1664